化学工业出版社"十四五"普通高等教育规划教材

YIYONG HUAXUE SHIYAN

医用化学实验

第二版

侯　超　朱　焰　申世立　主　编
林晓辉　王玉民　董艳红　副主编

化学工业出版社

·北京·

内容简介

《医用化学实验》（第二版）从医用化学的内在规律出发，以化学实验的基本原理、基本方法与技术为教学主线，将传统的无机化学、分析化学、有机化学、物理化学和结构化学实验中与医药关系密切的部分有机整合而成，既注重与医药及相关专业的内在联系，又突出了创新性、系统性和适用性。本书共 38 个实验，其中基本操作实验 15 个、有机物性质及合成实验 10 个、综合性实验 7 个、设计性实验 6 个。

《医用化学实验》（第二版）读者对象以本专科临床医学、护理、医学影像专业学生为主，兼顾康复医疗、应用物理、生物医学工程、检验、法医、卫生管理、医学信息等专业学生的需求，可供医学院校各专业师生及实验室人员使用和参考。

图书在版编目（CIP）数据

医用化学实验 / 侯超，朱焰，申世立主编. -- 2 版. --
北京：化学工业出版社，2025. 8. --（化学工业出版社
"十四五"普通高等教育规划教材）. -- ISBN 978-7
-122-48453-6

Ⅰ. R313-33

中国国家版本馆 CIP 数据核字第 2025U0A891 号

责任编辑：宋林青　　　　　　　　文字编辑：刘志茹
责任校对：田睿涵　　　　　　　　装帧设计：史利平

出版发行：化学工业出版社
　　　　　（北京市东城区青年湖南街 13 号　邮政编码 100011）
印　　装：大厂回族自治县聚鑫印刷有限责任公司
787mm×1092mm　1/16　印张 10¼　彩插 1　字数 234 千字
2025 年 9 月北京第 2 版第 1 次印刷

购书咨询：010-64518888　　　　　售后服务：010-64518899
网　　址：http://www.cip.com.cn

《医用化学实验》（第二版）编写组

主　　编　侯　超　朱　焰　申世立

副主编　林晓辉　王玉民　董艳红

编　　者　（以姓氏笔画为序）

王玉民（山东第一医科大学）

申世立（山东第一医科大学）

朱　焰（山东第一医科大学）

林晓辉（山东第一医科大学）

尚积祯（湖州师范学院）

庞现红（山东第一医科大学）

侯　超（山东第一医科大学）

姜洪丽（山东第一医科大学）

常　清（山东第一医科大学）

董艳红（山东第一医科大学）

第二版前言

《医用化学实验》自 2017 年出版以来，在山东第一医科大学和部分医学类兄弟院校的教学中发挥了积极作用，为临床医学、护理、医学影像、康复医疗、应用物理、生物医学工程、检验、法医、卫生管理、医学信息等学科的本专科生素质教育做出了一定贡献。七年来，随着教学理念、教材体系和教学方法的不断更新，对医用化学实验教材提出了更高的要求，而且广大师生在教材使用过程中总结出了一些宝贵的经验和修改意见，为此我们对第一版教材进行了修订，本次修订的主导思想是：夯实基础，更新内容；联系实际，突出应用。在以下几个方面做了相应的调整。

（1）本次修订保持了第一版的编写思想和结构框架，即从医用化学的内在规律出发，以化学实验的基本原理、基本方法与技术为教学主线，按照"医用化学实验基本知识，基本操作实验，有机物性质及合成实验，综合性实验和设计性实验"的顺序，将传统的无机化学、分析化学、有机化学、物理化学和结构化学实验中与医药关系密切的部分有机整合而成，既注重与医药及相关专业的内在联系，又突出了创新性、系统性和适用性。

（2）根据需要，删除了一些陈旧的实验内容，增加了新的实验内容，更新了第一章中一些常用仪器介绍。

（3）更新了部分附录中的数据。

为了保持编写工作的可持续性，本次修订工作主要由在实验教学一线的教师承担：侯超、朱焰、申世立、王玉民、姜洪丽、林晓辉、董艳红、常清、庞现红、尚积祯分别负责各章有关内容的修订。全书由侯超组织协调和统稿。

在此感谢《医用化学实验》第一版所有编写人员的辛苦付出！感谢使用并对本次修订工作提出宝贵意见的各位老师和同学！限于编者水平，不当及疏漏之处在所难免，敬请批评指正。

编者
2024 年 6 月

第一版前言

《医用化学实验》是全国高等医药院校基础医学实验教学系列教材之一，属于医药院校学生必修的基础实验课。本书紧密结合医药学科的发展和教学模式的转变，特别是近年来医学教育改革的实践，力求突出和贯彻执行教育部提出的"三基"、"五性"和注重实用性的特点。为了使学生建立一套完整的医用化学实验研究体系，本教材以理念创新和体系创新为原则，坚持以培养学生能力为核心，以学生知识、能力和素质协调发展为指导，建立经典性实验、综合性实验和设计性实验等多层次的实验教学体系，设计安排了常规知识、基本操作、性质及合成实验、综合性实验和设计性实验，以巩固学生的基础知识和基本理论，加强学生的基本操作技能训练，使理论教学与实验教学相结合，激发学生的学习兴趣，提高实验能力，启迪学生的科学思维和创新意识，为今后的学习和工作奠定基础。本教材在参阅国内外新近出版的相关实验教材、调研兄弟院校实验教学建设情况的基础上，结合多年的医用化学实验教学经验编写而成。

本书将传统的无机化学、分析化学、有机化学、物理化学、结构化学等实验中与医药关系密切的部分有机整合而成，注意与医药及其相关专业的内在联系，加强与医药及其相关专业的联系点，突出创新性、系统性和适用性。本教材共 33 个实验，其中基本操作实验 13 个、有机物性质及合成实验 8 个、综合性实验 6 个、设计性实验 6 个。基本操作和性质实验，主要是使学生能理解医学各学科理论体系并能很好起辅助作用的基础性实验；综合性实验，主要是使学生在对各专科相关实验知识和方法有初步认识的基础上向多学科知识交叉融合、实验技术涉及面较广的综合性实验递进；设计性实验，主要是培养学生的创新思维以及动手能力。本教材内容包括溶液配制、药物合成、动植物有效成分的提取、分离和纯化、鉴定以及含量测定等实验，另有医用化学实验规则、基本操作等化学实验基本常识。希望通过实验培养学生发现问题、分析问题和解决问题的能力，以提高学生基本的医学科研能力、严谨的科研作风和创新思维能力。

本教材一律采用法定计量单位，有机化合物的名称也遵循我国有机化合物命名原则，在附录中摘编了常用的试剂配制、缓冲溶液、常见毒性危险性化学药品以及常见具有致癌性化学物质等数据资料，以供查阅。

本书读者对象以本专科临床医学、护理、医学影像专业为主，兼顾康复医疗、应用物理、生物医学工程、检验、法医、卫生管理、医学信息等专业的需求。本书涵盖了医学学生的基础医学实验教学，通过对不同板块必选实验项目和自选实验项目相结合，可满足学生本专业的培养特点和要求。本书也可供医学院校各专业师生及实验室人员使用和参考。

本书编写工作由王玉民、庞现红（第一章），申世立（第二章），侯超（第三章），朱焰（第四章），陈震、林晓辉（第五章）、姜洪丽、葛燕青（附录）等完成。

由于水平有限，虽经反复修改，书中疏漏之处难免，希望读者多提宝贵意见，不胜感激。

编者

2017 年 4 月

目　录

第一章
医用化学实验基本知识

医用化学实验是医学、护理、医学影像、生物工程等相关专业学生的一门必修实验课，其主要目的是为学生学习后继课程奠定必要的化学实验基础，也为学生毕业后从事专业工作及进行科学研究提供更多的分析问题和解决问题的思路和方法。

一、化学实验课的学习方法

医用化学实验是在教师的正确引导下由学生独立完成的，因此实验效果与正确的学习态度和学习方法密切相关。对于医用化学实验的学习方法，应抓住以下三个重要环节。

1. 预习

实验前预习是必要的准备工作，是做好实验的前提。这个环节必须引起学生足够重视，如果学生不预习，对实验的目的、要求和内容不清楚，是不允许进行实验的。实验前，任课教师要检查每个学生的预习情况。查看学生的预习笔记，对没有预习或预习不合格者，任课教师有权不让其参加本次实验。

实验预习要求学生认真阅读实验教材及相关参考资料，明确实验目的、理解实验原理、熟悉实验内容、掌握实验方法、切记实验中有关的注意事项，在此基础上简明、扼要地写出预习报告。预习报告包括以下内容：

① 目的、要求；

② 反应原理，可用反应式写出主反应及主要副反应，并简述反应机理；

③ 查阅并列出主要试剂和产物的物化常数及性质，试剂的规格、用量；

④ 画出主要反应装置图，简述实验步骤及操作原理；

⑤ 做合成实验时，应写出粗产物纯化的流程图；

⑥ 针对实验中可能出现的问题，特别是安全问题，要注意学习防范措施和解决方法，而且要给实验现象和测量数据的记录留有充足的位置。

实验开始前按时到达实验室，专心听指导教师的讲解，迟到 15min 以上者禁止进行实验。

2. 操作

实验操作是实验课的主要内容，必须认真、独立地完成。在实验操作过程中，必须做到以下几点。

①"看" 仔细观察实验现象，包括气体的产生，沉淀的生成，颜色的变化及温度、压力、流量等参数的变化。

②"想" 开动脑筋仔细研究实验中产生的现象，分析问题、解决问题，对感性认识作出理性分析，找出正确实验方法，逐步提高思维能力。

③"做" 带着思考的结果动手进行实验，从而学会实验基本方法与操作技能，培养动手能力。

④"记" 善于及时记录实验现象与数据，养成把数据规整、及时记录下来的良好实验习惯。

⑤"论" 善于对实验中产生的现象进行理性讨论，提倡学生之间或师生之间的讨论，提高每次实验的效率及认知的深度。

另外，实验中自觉养成良好的科学习惯，遵守实验室规则，实验过程中始终保持桌面布局合理，环境整洁。

3. 实验报告

实验结束后，认真概括和总结本次实验，写好实验报告。

一份合格的实验报告应包括以下几方面内容。

① 实验名称、日期。

② 实验目的：写明对本实验的要求。

③ 实验原理：简述实验的基本原理及反应方程式。

④ 实验内容：实验内容是学生实际操作的简述，尽量用表格、箭头、框图或符号等形式简洁明了地表达实验进行的过程，避免完全照抄书本。

⑤ 实验现象和数据记录：实验现象要表达正确，数据记录要完整，绝对不允许主观臆造、抄袭他人的数据。发现主观臆造或抄袭者应严加查处。

⑥ 解释结论或数据计算：对现象加以明确的解释，写出主要反应方程式，分标题小结或者最后得出结论，数据计算要表达清晰，有效数字要规范。

⑦ 问题讨论：针对实验中遇到的疑难问题提出自己的见解。定量实验应分析误差产生的原因。也可以对实验方法、实验内容提出意见或者建议。

每次实验报告应在下次实验前连同实验原始记录一起交给指导老师。

二、化学实验室安全知识

化学实验室是学习、研究化学的重要场所。在实验室中，经常接触到各种化学药品和各种仪器。实验室常常潜藏着诸如发生爆炸、着火、中毒、灼伤、割伤、触电等事故的危险，因此，实验者必须特别重视实验安全。

1. 医用化学实验守则

① 实验前认真预习，明确实验目的，了解实验原理，熟悉实验内容、方法和步骤。

② 严格遵守实验室的规章制度，听从教师的指导。实验中要保持安静，有条不紊。保持实验室的整洁。

③ 实验中要规范操作，仔细观察，认真思考，如实记录。

④ 爱护仪器，节约水、电、煤气和试剂药品。精密仪器使用后要在登记本上记录使用情况，并经教师检查认可。

⑤ 凡涉及有毒气体的实验，都应在通风橱中进行。

⑥ 废纸、火柴梗、碎玻璃和各种废液倒入废物瓶或其他规定的回收容器中。

⑦ 损坏仪器应填写仪器破损单，按规定进行赔偿。

⑧ 发生意外事故应保持镇静，立即报告教师，及时处理。

⑨ 实验完毕，整理好仪器、药品和台面，清扫实验室，关好水、电、煤气、门、窗。

⑩ 根据原始记录，独立完成实验报告。

2. 危险品的使用

① 浓酸和浓碱具有强腐蚀性，注意不要洒在皮肤或衣物上。废液应倒入废液缸中，但不要再向里面倾倒其他废液，以免酸碱中和产生大量的热而发生危险。

② 强氧化剂（如高氯酸、氯酸钾等）及其混合物（氯酸钾与红磷、碳、硫等的混合物），不能研磨或撞击，否则易发生爆炸。

③ 银氨溶液放久后会变成氮化银而引起爆炸，因此，用剩的银氨溶液应及时处理。

④ 活泼金属钾、钠等不要与水接触或暴露在空气中，应将它们保存在煤油中，用镊子取用。

⑤ 白磷有剧毒，并能灼伤皮肤，切勿与人体接触。白磷在空气中易自燃，应保存在水中。取用时，应在水下进行切割，用镊子夹取。

⑥ 氢气与空气的混合物遇火会发生爆炸，因此产生氢气的装置要远离明火。点燃氢气前，必须先检查氢气的纯度。进行产生大量氢气的实验时，应把废气通至室外，并注意室内的通风。

⑦ 有机溶剂（乙醇、乙醚、苯、丙酮等）易燃，使用时一定要远离明火。用后要把瓶塞塞严，放在阴凉的地方，最好放入沙桶内。

⑧ 进行能产生有毒有害气体（如氟化氢、硫化氢、氯气、一氧化碳、二氧化碳、二氧化氮、二氧化硫、溴蒸气等）的反应，以及加热盐酸、硝酸和硫酸时，均应在通风橱中进行。

⑨ 汞易挥发，在人体内会积累起来，引起慢性中毒。可溶性汞盐、铬的化合物、氰化物、砷盐、锑盐都有毒，不得进入口中或接触伤口，其废液也不能倒入下水道，应统一回收处理。为了减少汞的蒸发，可在汞液面上覆盖化学液体：甘油的效果最好，5％$Na_2S \cdot 9H_2O$ 溶液次之，水的效果最差。对于溅落的汞应尽量用毛刷蘸水收集起来，直径大于 1mm 的汞颗粒可用吸气球或真空泵抽吸的捡汞器捡起来。撒落汞的地方可以撒上多硫化钙、硫黄粉或漂白粉，或喷洒药品使汞生成不挥发的难溶盐，并要扫除干净。

3. 化学中毒和化学灼伤事故的预防

① 保护好眼睛。防止眼睛受刺激性气体的熏染，防止任何化学药品特别是强酸、强碱，以及玻璃屑等异物进入眼内。

② 禁止用手直接取用任何化学药品。使用有毒品时，除用药匙、量器外，必须佩戴橡皮手套，实验后马上清洗仪器用具，立即用肥皂洗手。

③ 尽量避免吸入任何药品和溶剂的蒸气。处理具有刺激性、恶臭和有毒的化学药品，如 H_2S、NO_2、Cl_2、Br_2、CO、SO_2、HCl、HF、浓硝酸、发烟硫酸、浓盐酸、乙酰氯等时，必须在通风橱内进行。通风橱开启后，不要把头伸入橱内，并应保持实验室通风良好。

④ 严禁在酸性介质中使用氰化物。

⑤ 用移液管、吸量管移取浓酸、浓碱、有毒液体时，禁止用口吸取，应该用洗耳球吸取。严禁品尝药品试剂，不得用鼻子直接嗅气体，而是用手向鼻孔扇入少量气体。

⑥ 实验室内禁止吸烟、进食，禁止穿拖鞋。

4. 一般伤害的救护

① 割伤　可用消毒棉棒把伤口清理干净，若有玻璃碎片需小心挑出，然后涂以紫药水等抗菌药物消炎并包扎。

② 烫伤　一旦被火焰、蒸汽、红热的玻璃或铁器等烫伤，应立即将伤处用大量水冲洗，以迅速降温，避免深度烧伤。若起水泡，不宜挑破，用纱布包扎后送医院治疗；轻微烫伤，可用浓高锰酸钾溶液润湿伤口至皮肤变为棕色，然后涂上烫伤膏。

③ 受酸腐蚀　先用大量水冲洗，以免深度烧伤，再用饱和碳酸氢钠溶液或稀氨水冲洗，最后用水冲洗。如果酸溅入眼内也用此法，只是碳酸氢钠溶液改用1％的浓度，禁用稀氨水。

④ 受碱腐蚀　先用大量水冲洗，再用醋酸（$20g \cdot L^{-1}$）洗，最后用水冲洗。如果碱溅入眼内，可用硼酸溶液洗，再用水洗。

⑤ 受溴灼伤　这是很危险的。被溴灼伤后的伤口一般不易愈合，必须严加防范。凡用溴时都必须预先配制好适量的20％ $Na_2S_2O_3$ 溶液备用。一旦有溴沾到皮肤上，立即用 $Na_2S_2O_3$ 溶液冲洗，再用大量的水冲洗干净，包上消毒纱布后就医。

⑥ 白磷灼伤　用1％的硝酸银溶液、1％的硫酸铜溶液或浓高锰酸钾溶液洗后进行包扎。

⑦ 吸入刺激性气体　可吸入少量酒精和乙醚的混合蒸气，然后到室外呼吸新鲜空气。

⑧ 毒物进入口内　把5～10mL的稀硫酸铜溶液加入一杯温水中，内服后用手伸入喉部促使呕吐，吐出毒物，再送医院治疗。

⑨ 触电　立即切断电源，或尽快用绝缘物（干燥的木棍或竹竿等）将触电者与电源隔开，必要时进行人工呼吸。

5. 灭火常识

实验室内万一着火，不要慌张，要根据起火的原因和火场周围的情况，立即采取以下措施。

① 防止火势扩展　停止加热，停止通风，关闭电闸，移走一切可燃物。

② 扑灭火源　一般的小火可用湿布、石棉布或沙土掩盖在着火的物体上。能与水发生剧烈作用的化学药品（金属钠）或比水轻的有机溶剂着火，不能用水扑救，否则会引起更大的火灾，应使用合适的灭火器扑灭。精密仪器、电器设备着火时，首先切断电源，首选二氧化碳灭火器或1211灭火器灭火，也可用四氯化碳灭火器灭火，不可用干粉灭火器、水、泡沫灭火器灭火。身上衣服着火时切勿惊慌乱跑，应尽快脱下衣服或用专用防火布覆盖着火处，就地卧倒打滚也可起到灭火的效果。

6. 实验室急救药箱

为了对实验室内意外事故进行紧急处理，每个实验室应配备一个急救药箱，药箱内可准备下列药品：

紫药水	（饱和）碳酸氢钠溶液	饱和硼酸溶液
獾油或烫伤膏	醋酸溶液（2%）	氨水（5%）
碘酒（3%）	硫酸铜溶液（5%）	高锰酸钾晶体（需要时再配成溶液）
消炎粉	氯化铁溶液（止血剂）	甘油
凡士林	消毒棉	氧化锌橡皮膏
绷带	棉签	剪刀
纱布	创可贴	

三、实验室"三废"的处理

根据绿色化学的基本原则，化学实验室应尽可能选择对环境无毒害的实验项目。对确实无法避免的实验项目，如排放出废气、废液和废渣（这些废弃物又称"三废"），如果对其不加处理而任意排放，不仅污染周围空气、水源和环境，造成公害，而且"三废"中的有用或贵重成分未能回收，在经济上也是个损失。因此化学实验室"三废"的处理是很重要且有意义的问题。

化学实验室的环境保护应该规范化、制度化，应对每次产生的废气、废液和废渣进行处理。应按照国家要求的排放标准进行处理，把用过的酸类、碱类、盐类等各种废液、废渣，分别倒入各自的回收容器内，再根据各类废弃物的特性，采取中和、吸收、燃烧、回收循环利用等方法进行处理。

1. 实验室的废气

实验室中凡可能产生有害废气的操作都应在有通风装置的条件下进行，如加热酸、碱溶液及产生少量有毒气体的实验等应在通风橱内进行。汞的操作室必须有良好的全室通风装置，其抽风口通常在墙的下部。实验室若排放毒性大且较多的气体，可参考工业上废气处理的办法，在排放废气之前，采用吸附、吸收、氧化、分解等方法进行预处理。

2. 实验室的废液

① 化学实验室产生的废弃物很多，但以废溶液为主。实验室产生的废溶液种类繁多而且组成变化大，应根据溶液的性质分别处理。废酸液可先用耐酸塑料网纱或玻璃纤维过滤，滤液加碱中和，调 pH 值至 6～8 后才可排出，少量滤渣可埋于地下。

② 废洗液可用高锰酸钾氧化法使其再生后使用。少量的废洗液可加废碱液或石灰使其生成 $Cr(OH)_3$ 沉淀，将沉淀埋于地下。

③ 氰化物是剧毒物质，少量的含氰废液可先加 NaOH 调至 pH＞10，再加入高锰酸钾使 CN^- 氧化分解。

④ 含汞盐的废液先调 pH 值至 8～10，然后加入过量的 Na_2S，使其生成 HgS 沉淀，并加 $FeSO_4$ 与过量 S^{2-} 生成 FeS 沉淀，从而吸附 HgS 共沉淀下来并离心分离，清液含汞量降到 $0.02mg \cdot L^{-1}$ 以下可排放。少量残渣可埋于地下，大量残渣可用焙烧法回收汞，但注意一定要在通风橱内进行。

⑤ 含重金属离子的废液，最有效和最经济的方法是加碱或加 Na_2S 把重金属离子变成难溶性的氢氧化物或硫化物而沉积下来，过滤后，残渣可埋于地下。

3. 实验室的废渣

实验室产生的有害固体废渣虽然不多，但绝不能将其与生活垃圾混倒。固体废弃物经回收、提取有用物质后，方可对其做最终的安全处理。

① 化学稳定　对于少量高危险性物质（如放射性废弃物等），可将其通过物理或化学的方法进行（玻璃、水泥、岩石的）固化，再进行深地填埋。

② 土地填埋　这是许多国家对固体废弃物最终处置的主要方法。要求被填埋的废弃物应是惰性物质或经微生物分解可成为无害物质。填埋场地应远离水源，场地底土不透水，不能穿入地下水层。填埋场地可改建为公园或草地。因此，这是一项综合性的环境工程技术。

四、实验误差与数据处理

1. 误差

化学是一门实验科学，常常要进行许多定量测定，然后由实验测得的数据经过计算得到分析结果。结果的准确与否是一个很重要的问题。不准确的分析结果往往导致错误的结论。任何一种测量中，无论所用仪器多么精密，测量方法多么完善，测量过程多么精细，测量结果总是不可避免地带有误差。测量过程中，即使是技术非常娴熟的人，用同一种方法，对同一试样进行多次测量，也不可能得到完全一致的结果。这就是说，绝对准确是没有的，误差是客观存在的。实验时应根据实际情况正确测量、记录并处理实验数据，使分析结果达到一定的准确度。

在实验测定中，导致误差产生的原因有许多。根据其性质的不同，可以分为系统误差、偶然误差和过失误差三大类。

（1）系统误差

系统误差是由分析时某些固定的原因造成的。在同一条件下重复测定时，它会重复出现，其大小和正负往往可以通过实验测定，从而对此加以校正，因此，系统误差又称可测误差。产生系统误差的原因主要有以下几种。

① 方法误差　由于分析方法本身不够完善而引起的误差。例如，滴定分析反应进行不完全、有干扰物质存在、滴定终点与化学计量点不一致以及有其他反应发生等，都会产生方法误差。

② 仪器或试剂误差　由于测定时所用仪器不够准确而引起的误差称为仪器误差。例如，分析天平砝码生锈或质量不准确、容量器具和仪器刻度不准确等，都会产生此种误差。测定时，所用试剂或蒸馏水中含有微量杂质或干扰物质而引起的误差称为试剂误差。

③ 操作误差　在正常情况下由于主观因素造成的误差。例如滴定管的读数偏高或偏低，操作者对颜色的敏感程度不同造成辨别滴定终点颜色偏深或偏浅等。

（2）偶然误差

偶然误差又称随机误差，是由一些难以预料的偶然外因引起的，如分析测定中环境的温度、湿度、气压的微小变动以及电压和仪器性能的微小改变等都会引起测定数据的波动而产生随机误差。它的数值的大小、正负都难以控制，但服从统计规律，即大随机误差出现的概率小，小随机误差出现的概率大，绝对值相同的正、负随机误差出现的概率大体相等，它们之间常能相互完全或部分抵消。所以随机误差不能通过校正的方法来减小或消除，但可通过增加平行测定次数来减小测量结果的随机误差。在消除系统误差的前提下，用多次测定结果的平均值代替真实值，就保证了结果的准确。

（3）过失误差

过失误差是由于分析人员的粗心大意或不按操作规程操作而产生的误差。如看错砝码、读错刻度、加错试剂，以及记录和计算出错等。这类误差一般无规律可循，只有认真仔细、严谨工作、加强责任心、提高操作水平，才可避免过失误差。在分析工作中，遇到此类明显错误的测定数据，应坚决弃去。

2. 准确度与精密度

绝对准确的实验结果是无法得到的。准确度表示实验结果与真实值接近的程度。精密度表示在相同条件下，对同一样品平行测定几次，各次分析结果相互接近的程度。如果几次测定结果数值比较接近，说明测定结果的精密度高。

精密度高不一定准确度高。例如甲、乙、丙 3 人，同时分析测定一瓶盐酸溶液的浓度（应为 0.1108），测定 3 次的结果如下：

$$
甲 \begin{cases} 0.1122 \\ 0.1121 \\ 0.1123 \end{cases} \qquad 乙 \begin{cases} 0.1121 \\ 0.1100 \\ 0.1142 \end{cases} \qquad 丙 \begin{cases} 0.1106 \\ 0.1107 \\ 0.1105 \end{cases}
$$

平均值：0.1122　　　　　　0.1121　　　　　　0.1106

真实值：0.1108　　　　　　0.1108　　　　　　0.1108

差　值：0.0014　　　　　　0.0013　　　　　　0.0002

精密度好	精密度差	精密度好
准确度差	准确度差	准确度好

从上例可以看出，精密度高不一定准确度高，而准确度高一定要精密度高，否则，测得的数据相差很多，根本不可信，这样的结果无法讨论准确度。

由于实际上真实值不知道，通常是进行多次平行分析，求得其算术平均值，以此作为真实值，或者以公认的手册上的数据作为真实值。

准确度的高低用误差（E）表示：

$$E＝测定值－真实值$$

当测定值大于真实值时，误差为正值，表示测定结果偏高；反之，误差为负值，表示测定结果偏低。

误差可用绝对误差和相对误差来表示。绝对误差表示测定值与真实值之差，相对误差是指误差在真实值中所占的百分率。例如，上述丙测定盐酸溶液浓度的误差为：

$$绝对误差＝0.1106－0.1108＝－0.0002$$

$$相对误差＝\frac{-0.0002}{0.1108}＝-0.2\%$$

偏差用来衡量所得分析结果的精密度。单次测定结果的偏差（d），用该测定值（x）与其算术平均值（$\overline{x}$）之间的差来表示，也分为绝对偏差和相对偏差。

$$绝对偏差\ d＝x-\overline{x}$$

$$相对偏差＝\frac{d}{\overline{x}}×100\%$$

分析结果的精密度，可用平均偏差 $\overline{d}$ 和相对平均偏差来表示。

$$\overline{d}＝\frac{|d_1|+|d_2|+\cdots+|d_n|}{n}＝\frac{1}{n}\sum_{i=1}^{n}|x_i-\overline{x}|$$

$$相对平均偏差＝\frac{\overline{d}}{\overline{x}}×100\%$$

d_i 称为第 i 次测量值的偏差（$d_i＝x_i-\overline{x}$，$i=1$，2，$\cdots$，n）。

用数理统计方法处理数据时，常用标准偏差 S 和相对标准偏差 S_r 来衡量精密度。

$$S＝\sqrt{\frac{\sum_{i=1}^{n}(x_i-\overline{x})^2}{n-1}}＝\sqrt{\frac{\sum_{i=1}^{n}d_i^2}{n-1}}$$

$$S_r＝\frac{S}{\overline{x}}×100\%$$

3. 有效数字

（1）有效数字的概念

有效数字是指在科学实验中实际能测量到的数字，在这个数字中，最后一位数是"可疑数字"（也是有效的），其余各位都是准确的。

有效数字与数学上的数字含义不同。它不仅表示量的大小，还表示测量结果的可靠程度，反映所用仪器和实验方法的准确度。

例如，称取 $K_2Cr_2O_7$ 8.4g，有效数字为两位，这不仅说明 $K_2Cr_2O_7$ 的质量是 8.4g，而且表明用精密度为 0.1g 的台秤称量就可以了。若需称取 $K_2Cr_2O_7$ 8.4000g，则必须在精密度为 0.0001g 的分析天平上称量，有效数字是 5 位。

所以，记录数据时不能随便写。任何超越或低于仪器准确限度的有效数字的数值都是不恰当的。

"0"在数字中的位置不同，其含义是不同的，有时算作有效数字，有时则不算。

① "0"在数字前，仅起定位作用，本身不算有效数字。如 0.0124，数字"1"前面的两个"0"都不算有效数字，该数是三位有效数字。

② "0"在数字中间，算有效数字。如 4.006 中的两个"0"都是有效数字，该数是四位有效数字。

③ "0"在数字后，也算有效数字。如 0.0350 中，"5"后面的"0"是有效数字，该数是三位有效数字。

④ 以"0"结尾的正整数，有效数字位数不定。如 2500，其有效数字位数可能是两位、三位甚至是四位。这种情况应根据实际改写成科学记数法，如 2.5×10^3（两位），或 2.50×10^3（三位）等。

⑤ 对数尾数的有效数字与其真数的有效数字位数相同。如 pH＝10.20，其有效数字位数为两位，这是因为由 $[H^+]=6.3 \times 10^{-11} mol \cdot L^{-1}$ 得来。

（2）数字的修约

在处理数据的过程中，各测量值的有效数字位数可能不同，因此需要按下面所述的运算规则，确定各测量值的有效数字位数。各测量值的有效数字位数确定以后，就要将它后面多余的数字舍弃。舍弃多余数字的过程称为"数字的修约"，目前一般采用"四舍六入五成双"规则。

规则规定：当测量值中被修约的数字等于或小于 4 时，该数字舍弃；等于或大于 6 时，进位；等于 5 时，若 5 后面跟非零的数字，进位；若恰好是 5 或 5 后面跟零时，按留双的原则，5 前面的数字是奇数，进位，5 前面的数字是偶数，则舍弃。

根据这一规则，下列测量值修约成两位有效数字时，其结果应为

4.147(4.1)　2.2623(2.3)　1.4510(1.5)　2.55(2.6)　4.4500(4.4)

（3）有效数字的运算规则

① 加减法　几个数据相加或相减时，有效数字的保留应以这几个数据中小数点后位数最少的数字为依据。

如　　　　　　　　　　0.0231＋12.56＋1.0025＝?

由于每个数据中的最后一位数有±1 的绝对误差，其中以 12.56 的绝对误差最大，和的结果中总的绝对误差值取决于该数，故有效数字位数应根据它来修约。

即修约成　　　　　　　0.02＋12.56＋1.00＝13.58

② 乘除法　几个数据相乘或相除时，有效数字的位数应以这几个数据中相对误差最

大的为依据，即根据有效数字位数最少的数来进行修约。

如 $0.0231 \times 12.56 \times 1.0025 = ?$

先修约成 $0.0231 \times 12.6 \times 1.00 = 0.291$

有时在运算中为了避免修约数字间的累积，给最终结果带来误差，也可先运算后修约或修约时多保留一位数进行运算，最后再修约掉。

五、医用化学实验常用仪器及应用范围

名　称	规　格	应用范围	注意事项
试管 离心试管 试管架	分硬质试管、软质试管，普通试管、离心试管 普通试管以(管口外径×长度)/mm 表示，离心试管以其容积/mL 表示	用作少量试液的反应容器，便于操作和观察，也可用于收集少量气体 离心试管还可用于定性分析中的沉淀分离	1)加热后不能骤冷,以防试管破裂 2)所盛试液不超过试管的 1/3～1/2 3)加热时用试管夹夹持,管口不要对人,且要不断摇动试管,使其受热均匀 4)小试管一般用水浴加热 5)刻度试管不能作为量器使用
烧杯	以容积表示。如 1000mL，600mL，400mL，250mL,100mL,50mL,25mL	反应容器 反应物较多时用,亦可配制溶液、溶样等	1)可以加热至高温。使用时应注意勿使温度变化过于剧烈 2)加热时底部应垫石棉网,使其受热均匀,一般不可烧干 3)刻度烧杯精度较低,不能作量器使用 4)所盛溶液不能超过容积的 2/3,加热时不能超过 1/3
锥形瓶(三角烧瓶)	以容积表示。如 500mL，250mL,100mL,50mL	反应容器 摇荡比较方便,适用于滴定操作 可用作蒸馏实验中的接收器	1)可以加热。使用时应注意勿使温度变化过于剧烈 2)加热时底部垫石棉网,使其受热均匀 3)磨口锥形瓶加热时要打开塞

名　　称	规　　格	应用范围	注意事项
碘量瓶	以容积表示。如250mL,100mL,50mL	用于碘量法或其他生成挥发性物质的定量分析	1)塞子及瓶口边缘的磨砂部分注意勿擦伤,以免产生漏隙 2)滴定时打开塞子,用蒸馏水将瓶口及塞子上的碘液洗入瓶中
烧瓶	有平底和圆底之分,以容积表示。如 500mL,250mL,100mL,50mL	有液体参与、试剂量较大的反应容器,且需要长时间加热时 用于蒸馏分离沸点相差较大的液体混合物	1)可以加热。使用时应注意勿使温度变化过于剧烈 2)加热时底部垫石棉网或用各种加热套加热,使其受热均匀 3)液体量不超过容积的2/3,不少于容积的1/3 4)平底烧瓶不能长时间加热
克氏烧瓶	以容积/mL 表示	可用于液体蒸馏,也可用于制取少量气体 克氏烧瓶最常用于减压蒸馏实验	加热时应放在石棉网上
量筒　量杯	以所能量度的最大容积表示。 量筒:如 250mL,100mL,50mL,25mL,10mL 量杯:如 100mL,50mL,20mL,10mL	用于液体体积的粗略计量	1)不能加热 2)沿壁加入或倒出溶液 3)不能用作溶解、稀释等实验操作的仪器 4)不可量取热的液体
容量瓶	以容积表示。如1000mL, 500mL, 250mL,100mL, 50mL, 25mL	配制准确体积的标准溶液或被测溶液	1)不能直接用火加热 2)不能在其中溶解固体 3)漏水的不能用 4)非标准的磨口塞要保持原配 5)不可代替试剂瓶存放溶液

名　称	规　格	应用范围	注意事项
 滴定管	滴定管分酸式(a)和碱式(b)，无色和棕色。以容积表示，如 50mL、25mL	滴定管用于滴定操作或精确量取一定体积的溶液(精确到0.01mL) 滴定管架用于夹持滴定管	1)碱式滴定管盛碱性溶液，酸式滴定管盛酸性溶液，二者不能混用 2)碱式滴定管不能盛氧化剂 3)见光易分解的滴定液宜用棕色滴定管 4)酸式滴定管活塞应用橡皮筋固定，防止滑出跌碎 5)活塞要原配，漏水的不能使用
 (a)吸量管　(b)移液管	以所量的最大容积表示。吸量管：如 10mL，5mL，2mL，1mL。 移液管：如 50mL，25mL，10mL，5mL，2mL，1mL	用于精确量取一定体积的液体(精确到0.01mL)	不能加热
 滴管	由尖嘴玻璃管与橡皮头构成	1)吸取或滴加少量(数滴或1~2mL)液体 2)吸取沉淀的上层清液，以分离沉淀	1)滴加时，保持垂直，避免倾斜，尤忌倒立 2)管尖不可接触其他物体，以免沾污
 (a)　　(b) 称量瓶	分矮形(a)、高形(b)，以外径×高表示。如高形 25mm×40mm，矮形 50mm×30mm	要求准确称取一定量的固体样品时用，矮形用作测定水分或在烘箱中烘干基准物；高形用于称量基准物、样品	1)不能直接用火加热 2)盖与瓶配套，不能互换 3)不可盖紧磨口塞烘烤
 (a)　　(b) 试剂瓶	材料：玻璃或塑料。规格：广口(a)、细口(b)；无色、棕色。以容积表示。如：1000mL，500mL，250mL，125mL	广口瓶盛放固体试剂，细口瓶盛放液体试剂。棕色瓶用于存放见光易分解的试剂	1)不能加热 2)取用试剂时，瓶盖应倒放在桌上 3)盛碱性物质要用带橡皮塞的塑料瓶 4)不能在瓶内配制在操作过程中放出大量热量的溶液

名　称	规　格	应用范围	注意事项
滴瓶	有无色、棕色之分。以容积表示。如 125mL，60mL	盛放每次使用只需数滴的液体试剂	1) 见光易分解的试剂要用棕色瓶盛放 2) 碱性试剂要用带橡皮塞的滴瓶盛放 3) 滴管切忌混用 4) 吸上的液体剩余不可倒回 5) 不可久置强氧化剂
长颈漏斗　漏斗	以口径和漏斗颈长短表示。如 6cm 长颈漏斗、4cm 短颈漏斗	长颈漏斗用于定量分析、过滤沉淀，短颈漏斗用作一般过滤	1) 滤纸大小合适，与漏斗之间不能有气泡，边缘应低于漏斗约 2cm，下端要紧贴承接器 2) 不能用火直接加热
分液漏斗　滴液漏斗	以容积和漏斗的形状（筒形、球形、梨形）表示。如 100mL 球形分液漏斗、60mL 筒形滴液漏斗	1) 往反应体系中滴加较多的液体 2) 分液漏斗用于互不相溶的液-液分离	活塞应用细绳系于漏斗颈上，或套以小橡皮圈，防止滑出跌碎
(a) 直形冷凝管　(b) 空气冷凝管　(c) 球形冷凝管	以口径表示	直形冷凝管适用于蒸馏物质的沸点在 140℃ 以下 空气冷凝管适用于蒸馏物质的沸点高于 140℃ 球形冷凝管适用于加热回流的实验	冷凝水下进上出
表面皿	以直径表示。如 15cm，12cm，9cm，7cm	1) 盖在蒸发皿或烧杯上，以免液体溅出或灰尘落入 2) 承载器	不能用火直接加热，直径要略大于所盖容器
研钵	厚料制成。规格：以钵口径表示。如 12cm，9cm	研磨固体物质时用	1) 不能做反应容器 2) 只能研磨，不能敲击 3) 不能烘烤

名　称	规　格	应用范围	注意事项
干燥器	有无色、棕色之分,以直径表示。如 18cm,15cm,10cm	1)定量分析时,将灼烧过的坩埚置于其中冷却 2)存放样品,以免样品吸收水汽	1)灼烧过的物体放入干燥器前温度不能过高 2)使用前要检查干燥器内的干燥剂是否失效 3)磨口处涂适量凡士林
座式酒精喷灯 挂式酒精喷灯　煤气灯	材料:铜制和铁制	用于加强热	1)用前必须检查,漏气、漏油者不准使用 2)加酒精或煤油不可太满,充气压不可太高 3)点燃后不准倒放,不准加酒精,需加时应熄火冷却 4)不准在易燃物附近使用 5)使用完毕及时放气,并开关一次油门,以免堵塞 6)不准长时间使用,30~40min 为限
水浴锅	材料:铜制和铝制。水浴锅上的圆圈适于放置不同规格的器皿	用于要求受热均匀且温度不超过100℃的物体的加热	1)注意不要把水浴锅烧干 2)严禁把水浴锅作砂浴盘使用
泥三角	材料:瓷管和铁丝。有大小之分	用于盛放加热的坩埚和小蒸发皿	1)灼烧的泥三角不要滴上冷水,以免瓷管破裂 2)选择泥三角时,要使搁在上面的坩埚所露出的部分不超过本身高度的1/3
石棉网	材料:铁丝、石棉。以铁丝网边长表示。如 15cm × 15cm,20cm × 20cm	加热玻璃反应容器时,垫在容器的底部,能使加热均匀	不要与水接触,以免铁丝锈蚀、石棉脱落
双顶丝	材料:铁制或铜制	用来把万能夹或烧瓶夹固定在铁架台的垂直圆铁杆上	

名　　称	规　　格	应用范围	注意事项
烧瓶夹	材料:铁制或铜制	用于夹住烧瓶的颈或冷凝管等玻璃仪器	头部套有耐热橡皮管,以免夹碎玻璃仪器
烧杯夹	材料:镀镍铬的钢制品,头部绕石棉网	用于夹取热烧杯	
坩埚钳	材料:铁或铜合金,表面常镀镍、铬	夹持坩埚、坩埚盖及蒸发皿等	1)不要和化学药品接触,以免腐蚀 2)放置时,应令其头部朝上,以免沾污 3)夹持高温坩埚时,钳尖需预热
试管夹	材料:竹制、钢丝制	用于夹拿试管	防止烧损(竹质)或锈蚀
移液管架	材料:硬木或塑料	用于放置各种规格的移液管及吸量管	
比色管架	材料:木制	用于放置比色管	
铁架台、铁环	材料:铁制	用于固定放置反应容器。铁环上放置石棉网,可用于放置被加热的烧杯等容器	

名　称	规　格	应用范围	注意事项
三脚架	材料:铁制	放置较大或较重的加热容器	
试管刷	以大小和用途表示。如试管刷、烧杯刷	洗涤试管及其他仪器用	洗涤试管时,要把前部的毛捏住放入试管,以免铁丝顶端将试管底戳破
药匙	材料:牛角或塑料	取固体试剂时用	1)取少量固体时用小的一端 2)药匙大小的选择,应以盛取试剂后能放进容器口为宜
点滴板	材料:白色瓷板 规格:按凹穴数目分十六穴、九穴、六穴等	用于点滴反应、一般不需分离的沉淀反应,尤其是显色反应	1)不能加热 2)不能用于含氢氟酸和浓碱溶液的反应
蒸发皿	材料:瓷质 规格:分有柄、无柄。以容积表示。如 150mL,100mL,50mL	用于蒸发浓缩	1)可耐高温,能直接用火加热,高温时不能骤冷 2)加热后不能直接放在实验桌上 3)大量固体析出后要用余热蒸干水分 4)加热过程要不断搅拌,防止局部受热液体飞溅
坩埚	材料:分瓷、石英、铁、银、镍、铂等 规格:以容积表示,如 50mL,40mL,30mL	用于灼烧固体	1)灼烧时放在泥三角上,直接用火加热,不需用石棉网 2)取下的灼热坩埚不能直接放在桌上,而要放在石棉网上 3)灼热的坩埚不能骤冷
布氏漏斗	材料:瓷质	用于减压过滤	1)抽滤时布氏漏斗斜面要朝向抽滤瓶的支管口 2)滤纸直径要与布氏漏斗直径匹配

六、医用化学实验基本操作

（一）玻璃仪器的洗涤

1. 洗涤要求

玻璃仪器洗涤干净的标准是仪器内壁不挂水珠，洗净的仪器再用少量蒸馏水冲洗 2～3 次。

2. 洗涤方法

① 刷洗　用毛刷蘸去污粉或洗衣粉来回柔力刷洗仪器内壁。

② 洗液洗　此法适用于口小管细的仪器，方法是加入少量洗液浸润仪器内各部位，来回转动数圈后，将洗液倒回原瓶，再用水冲洗干净。若用洗液将仪器浸泡一段时间或采用热洗液洗涤，则效果更好。洗液（通常为铬酸洗液）可反复使用，若呈现绿色（重铬酸钾还原为硫酸铬的颜色），则失去去污能力。

（二）干燥

干燥的方法有多种，烘干、烤干、晾干、吹干和干燥器等不同的方法，可用于仪器干燥和样品干燥。

1. 烘干

① 将洗净的仪器放在电烘箱（见图 1-1）内烘干（控制温度在 105℃左右，恒温加热 30min）。

② 仪器口朝下放时，要在烘箱底层放一搪瓷盘，防止水滴下与电炉丝接触而损坏烘箱。

③ 带有刻度的仪器不能用加热法进行干燥，否则会影响仪器精度。

2. 烤干

① 常用的可加热耐高温仪器，如烧杯、蒸发皿等可置于石棉网上用小火烤干（应先擦干其外壁）。

② 烤干试管时（见图 1-2），管口应低于试管底部，以免水珠倒流炸裂试管。加热时火焰不要集中于一个部位，应从底部开始，缓慢移至管口，如此反复至无水珠，再将管口向上，赶净水汽。

3. 晾干

不急用的仪器洗净后倒置于干燥洁净的干燥板上，任其自然干燥。

4. 吹干

吹干法常用于带有刻度计量仪器的干燥。在吹干前先用乙醇、丙酮或乙醚等有机溶剂润湿内壁，以加快仪器的干燥速度（见图 1-3）。

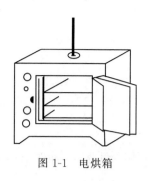
图 1-1　电烘箱

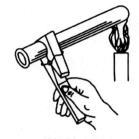
图 1-2　烤干试管

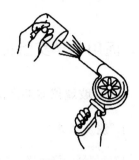
图 1-3　吹干

5. 干燥器干燥

① 干燥器（见图 1-4）常用于防止烘好的样品重新吸水，还可用于不适宜加热干燥的样品干燥。

② 普通干燥器底部放有干燥剂。干燥剂种类很多，常用硅胶、无水氯化钙等。无水硅胶呈蓝色，吸水后显红色即表示失效，但将其置于烘箱内烘干后可重新使用。

③ 干燥器操作：左手扶住干燥器底部，右手沿水平方向移动盖子，即可将干燥器打开（见图 1-5）。打开后，应将盖子倒置在桌面上，勿使涂有凡士林的磨口边触及桌面。放入或取出物品后，需将盖子沿水平方向推移盖好，使盖子的磨口边与干燥器相吻合。

④ 易燃、易爆或受热后其成分易发生变化的有机物常采用真空干燥。

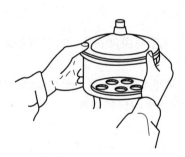
图 1-4　拿干燥器

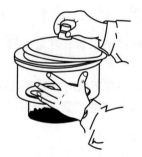
图 1-5　打开干燥器

（三）试剂及其取用方法

1. 一般化学试剂的分类

化学试剂按杂质含量的多少，通常分为四个等级（见表 1-1）。

表 1-1　我国化学试剂等级

等级	名　　称	符号	标签颜色	应用范围
一	优级纯或保证试剂	GR	绿色	用于精密分析和科学研究，作一级标准物质
二	分析纯或分析试剂	AR	红色	用于定性和定量分析和科学研究
三	化学纯或化学试剂实验	CP	蓝色	用于要求较低的分析实验和有机、无机实验
四	试剂	LR	黄或棕色	普通实验和化学制备

2. 试剂的储存

固体试剂应装在广口瓶中，液体试剂和溶液常盛放于细口瓶或滴瓶中。见光易分解的试剂如 $AgNO_3$ 和 $KMnO_4$ 等应装在棕色瓶中。盛碱性溶液的试剂瓶要用橡皮塞。每个试剂瓶上都应贴标签，标明试剂名称、浓度和日期。有时在标签外部涂一层薄蜡来保护标签，使之长久清晰。

3. 试剂的取用规则

（1）固体试剂的取用

① 用干净的药匙取用固体试剂，取出后立刻盖好瓶塞。

② 称量固体试剂时，多余的药品不能倒回原瓶，可放入指定回收容器中，以免将杂质混入原装瓶中。固体试剂的取法见图1-6。

③ 用台秤称取物体时，可用称量纸或表面皿（不能用滤纸）。具有腐蚀性、强氧化性或易潮解的固体应用烧杯或表面皿称量。

台秤（粗天平）（见图1-7）能称准至0.1g，使用时操作步骤如下。

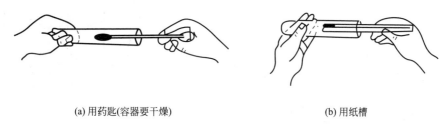

(a) 用药匙(容器要干燥)   (b) 用纸槽

图 1-6　固体试剂的取法

a. 零点调整：使用天平前需将游码置于游码标尺的零处，检查指针是否停在刻度盘的中间位置，如指针不在中间位置，可调节平衡调节螺丝。

b. 称重：被称物体不能直接放在天平盘上称量，应根据情况将称量物体放在称量纸或表面皿上。潮湿或具有腐蚀性的药品应放在玻璃容器内称量。天平不能称热的物体。

称量时，左盘放被称量物体，右盘放砝码。增加砝码时用镊子按从大到小顺序添加，5g以内可移动游码，直至指针指示的位置与零点相符，偏差不超过一格，此时指针所停的位置称为停点，砝码的质量加上游码所示的质量，就是称量物体的质量。

c. 称量完毕：应将砝码放回盒内，游码移至游标刻度尺"0"处，托盘叠放在一侧，以免天平摇动。

（2）液体试剂的取用

取用液体试剂的具体方法有：滴加法（见图1-8）、倾注法（见图1-9）及用量筒量取（见图1-10）。

① 从滴瓶中取用试剂时，滴管不能触及所用容器器壁，以免沾污，滴管要专管专用，且不能倒置。

② 量取液体体积不要求十分准确时，可利用滴管滴数估计体积。

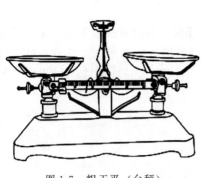

图 1-7　粗天平（台秤）

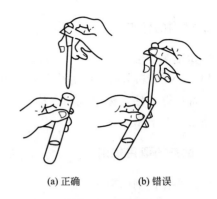

(a) 正确　　　　(b) 错误

图 1-8　滴加法

③ 取用细口瓶中的液体试剂时，瓶签面向手心，试剂应沿着洁净的容器壁或玻璃棒流入容器。

④ 量取液体时，所量取溶液体积的刻度线应与溶液弯月面最低处保持水平（见图 1-10），偏高或偏低都会造成误差。

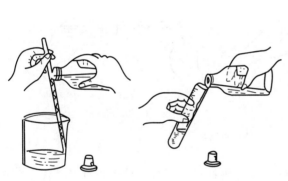

图 1-9　倾注法

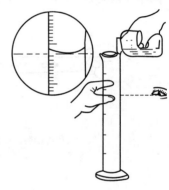

图 1-10　用量筒量取溶液

（四）加热方法

实验室加热用具有酒精灯、电炉、电热套、电烘箱、马福炉等。

1. 酒精灯

酒精灯适用于所需温度不太高的实验，使用时注意不能用另一个燃着的酒精灯点燃，以免着火。熄灭时用灯罩盖灭，切勿用嘴吹。

2. 电炉和电热套

电热套（见图 1-11）和电炉（见图 1-12）可代替酒精灯进行加热操作。使用电炉时加热容器和电炉之间要隔以石棉网，保证物体受热均匀。

3. 马弗炉

马弗炉最高温度可达 900～1200℃，常用于固体物质的灼烧或高温条件下无机化合物的制备（见图 1-13）。

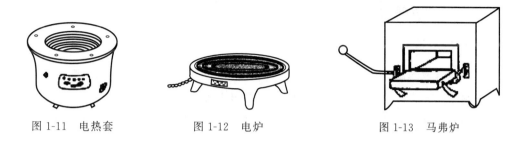

图 1-11　电热套　　　　　图 1-12　电炉　　　　　　图 1-13　马弗炉

（五）加热操作

① 用试管加热液体时，注意试管口不能朝向人，管内溶液体积不能超过试管高度的 1/3。加热时，应注意使液体各部分受热均匀，先加热液体的中上部，再慢慢下移并不断振荡管内液体。

② 在试管中加热固体时，注意管口应略向下倾，以防止管口冷凝的水珠倒流，造成试管炸裂。

③ 加热烧杯或烧瓶时，所盛溶液体积不得超过烧杯容量的 1/2 和烧瓶容量的 1/3。加热时，注意搅拌内容物，以防暴沸。

④ 当被加热物体要求受热均匀且温度不得超过 100℃时，采用水浴加热（浴锅内盛水量不得超过其容积的 2/3），用水蒸气加热器皿内物体（见图 1-14）。水浴锅上面放置大小不等的铜圈，用于承受不同规格的器皿。

⑤ 用油代替水浴加热称为油浴。甘油浴，常用于 150℃以下的加热。液体石蜡浴，用于 200℃以下的加热。棉籽油浴，常用于 323℃以下的加热。

⑥ 将浴器内放置细沙，被加热器皿的下部埋于细沙中的加热方法称为沙浴（见图 1-15），用于 400℃以下的加热。

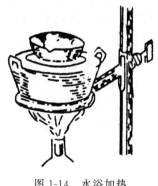

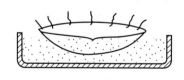

图 1-14　水浴加热　　　　　　　　　图 1-15　沙浴加热

⑦ 灼烧：在高温下，加热固体使之脱水或除去挥发物、烧去有机物等的操作称为灼烧。常用坩埚或蒸发皿。灼烧不需要石棉网，可直接置于火上操作。烧毕，取坩埚时，坩埚钳需预热。取下的坩埚应置于石棉网上，坩埚钳用后，注意将尖端朝上放置，以保证洁净。

（六）固体的溶解、蒸发与结晶

1. 固体的溶解

选定某一溶剂溶解固体样品时，若固体颗粒较小，可直接溶解；若固体颗粒较大，应考虑对大颗粒固体进行粉碎、加热和搅拌等，以加速溶解。

① 固体的粉碎　若固体颗粒较大时，在进行溶解前通常用研钵将固体粉碎。在研磨前，应先将研钵洗净擦干，加入不超过研钵总体积 1/3 的固体，缓慢沿一个方向进行研磨，最好不要在研钵中敲击固体样品。研磨过程中，可将已经研细的部分取出，过筛，较大的颗粒继续研磨。

② 溶剂的加入　为避免烧杯内溶液由于溅出而损失，加入溶剂时应通过玻璃棒使溶剂慢慢流入。如溶解时会产生气体，应先加入少量水使固体样品润湿为糊状，用表面皿将烧杯盖好，用滴管将溶剂自烧杯嘴加入，以避免产生的气体将试样带出。

③ 加热　物质的溶解度受温度的影响，加热的目的主要在于加速溶解，应根据被加热物质稳定性的差异选用合适的加热方法。加热时要防止溶液的剧烈沸腾和迸溅，因此容器上方应该用表面皿盖住。溶解完停止加热以后，要用溶剂冲洗表面皿和容器内壁。另外，并不是加热对一切物质的溶解都有利，应该具体情况具体分析。

④ 搅拌　搅拌是加速溶解的一种有效方法，搅拌时手持玻棒并转动手腕，使玻棒在液体中均匀地转圈，注意转速不要太快，不要使玻棒碰到容器器壁发出响声。

2. 蒸发与浓缩

用加热的方法从溶液中除去部分溶剂，从而提高溶液的浓度或使溶质析出的操作叫蒸发。蒸发浓缩一般是在水浴上进行的，若溶液太稀且该物质对热稳定，可先放在石棉网上直接加热蒸发，再用水浴蒸发。蒸发速度不仅与温度、溶剂的蒸气压有关，还与被蒸发液体的表面积有关。无机实验中常用的蒸发容器是蒸发皿，它能使被蒸发液体具有较大的表面积，有利于蒸发。使用蒸发皿蒸发液体时，蒸发皿内所盛液体的体积不得超过总容量的 2/3，若待蒸发液体较多时，可随着液体的蒸发而不断添补。随着蒸发过程的进行，溶液浓度增高，蒸发到一定程度后冷却，就可析出晶体。当物质的溶解度较大且随温度的下降而变小时，只要蒸发到溶液出现晶膜即可停止；若物质溶解度随温度变化不大时，为了获得较多的晶体，需要在结晶膜出现后继续蒸发。但是由于晶膜妨碍继续蒸发，应不时地用玻棒将晶膜打碎。如果希望得到好的结晶（大晶体）时，则不宜过度浓缩。

3. 结晶与重结晶

当溶液蒸发到一定程度冷却后就有晶体析出，这个过程叫结晶。析出晶体颗粒的大小与外界环境条件有关，若溶液浓度较高，溶质的溶解度较小，快速冷却并加以搅拌（或用玻棒摩擦容器器壁），都有利于析出细小晶体。反之，若让溶液慢慢冷却或静置，有利于生成大晶体，特别是加入一小颗晶体（晶种）时更是如此。从纯度来看，快速生成小晶体时不易裹入母液及别的杂质而纯度较高，缓慢生长的大晶体纯度较低，但是晶体太小且大小不均匀时，会形成稠厚的糊状物，携带母液过多导致难以洗涤而影响纯度。因此晶体颗粒的大小要适中、均匀，才有利于得到高纯度的晶体。

当第一次得到的晶体纯度不合要求时，重新加入尽可能少的溶剂溶解晶体，然后再蒸发、结晶、分离，得到纯度较高的晶体的操作过程叫重结晶，根据需要有时需要多次结晶。

进行重结晶操作时，溶剂的选择非常重要，只有被提纯的物质在所选的溶剂中具有高的溶解度和温度系数，才能使损失减少到最低水平，同时所选的溶剂对于杂质而言，或者是不溶解的，可通过热过滤而除去；或者是很易溶解的，溶液冷却时，杂质保留在母液中。

重结晶操作的一般步骤如下。

① 溶液的制备　根据待重结晶物质的溶解度，加入一定量所选定的溶剂（若溶解度大、温度系数大时，可加入少量某温度下可使固体全溶的溶剂；若溶解度和温度系数均小时，应多加溶剂），加热使其全溶。这个过程可能较长，不要随意添加溶剂。若需要脱色时，可加入一定量的活性炭。

② 热溶液过滤　若无不溶物此步可以省去，需要热过滤时，应防止在漏斗中结晶。

③ 冷却　为得到较好的结晶，一般情况下为缓慢冷却。

④ 抽滤　将固体和液体分离，选择合适的洗涤剂洗去杂质和溶剂，干燥。

（七）固液分离和沉淀洗涤方法

1. 倾析法

混悬液中沉淀物较重或结晶的颗粒较大，静置后固液分层，常用倾析法将二者分离（见图1-16）。

此法用于沉淀的洗涤时，采用少量洗涤剂加入盛有沉淀的容器中，充分搅拌，静置沉降，倾析。重复操作2～3次。

2. 过滤法

（1）常压过滤

根据所用漏斗大小和角度选择并折叠滤纸，以便使两者密合，润湿后无气泡存在。过滤时，先转移溶液，后转移沉淀，每次转移量不得超过滤纸高度的2/3。如需洗涤沉淀，当上清液转移完毕，于沉淀中加入少量洗涤剂，搅拌洗涤，静置沉降，过滤转移洗涤液，重复操作2～3次，最后将沉淀转移至滤纸上（见图1-17）。

（2）减压过滤

减压过滤是由于抽气泵抽气造成布氏漏斗内液面与吸滤瓶内的压力差，使过滤速度加快，沉淀物表面干燥（见图1-18）。抽滤所用滤纸应略小于布氏漏斗的内径，润湿并抽气，使二者紧贴，然后过滤。滤毕先拔下抽气管，再关闭抽气泵，以防止倒吸。

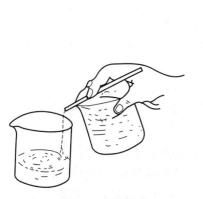

图 1-16　倾析法

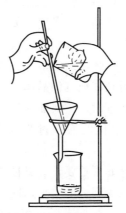

图 1-17　常压过滤

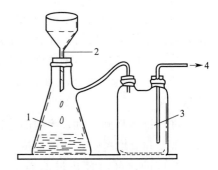

图 1-18　减压过滤
1—吸滤瓶；2—布氏漏斗；
3—安全瓶；4—接抽气泵

浓强酸、强碱或强氧化性溶液过滤时，不能用滤纸。强酸或强氧化性溶液，可用砂芯漏斗过滤。常见规格有 1 号、2 号、3 号、4 号四种，1 号孔径最大。可根据沉淀颗粒不同来选择。

（3）热过滤

若溶液中的溶质在温度下降时易析出结晶，我们又不希望它在过滤过程中留在滤纸上，常趁热过滤。也可采用图 1-19 装置进行热过滤，热过滤时漏斗颈部愈短愈好。

3. 离心分离

试液中沉淀量很少时，可应用离心分离。常用仪器为电动离心机（见图 1-20），电动离心机是高速旋转的，为避免发生危险，应按要求规范操作。

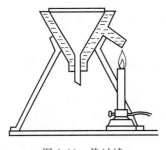

图 1-19　热过滤

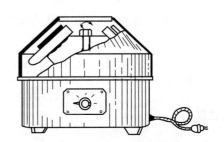

图 1-20　电动离心机

① 为避免离心管碰破，在离心机套管的底部垫上少许棉花，然后放入离心管。离心管要成对对位放置，且管内液面基本相等。只有一个样品时，应在对位上放一盛有等量水的离心管。

② 启动离心机时，转速要渐渐由慢到快。停止时，也要渐渐由快变慢，最后任其自行停止，再取出离心管。电动离心机的转速要视沉淀的性质而定，结晶形或致密形沉淀，大约 $1000 r\cdot min^{-1}$，2min 即可。无定形和疏松沉淀，转速应在 $2000 r\cdot min^{-1}$ 以上，4min 即可。不能分离应设法促其凝聚，然后分离。

第二章
基本操作实验

实验一　基本操作练习

一、实验目的

1. 了解化学实验室基本制度及常规要求。
2. 了解化学实验报告的常规要求。
3. 熟悉化学实验室中常见仪器。
4. 掌握化学实验室中常见仪器的规范化操作，为以后的实验与工作打好基础。

二、实验原理

严格按照各种仪器的操作规范，熟练规范地操作相关仪器。

三、实验仪器与试剂

仪器：量筒，酸式（碱式）滴定管，容量瓶，电子天平，移液管，吸量管，锥形瓶，洗耳球，烧杯，胶头滴管，玻璃棒，洗瓶等。

试剂：水，凡士林，常见酸碱等。

四、实验步骤

1. 量筒

量筒是用于粗略量取一定体积液体的仪器。使用量筒来量取液体时，首先要选用与所量取液体体积接近的量筒。如果取 15mL 的稀酸，应选用 20mL 的量筒，但不能用 50mL 或 100mL 的量筒，否则误差过大。对量筒读数时，应将量筒平放，使视面与液体的凹液面最低处保持水平。量筒不能加热，不能量取温度高的液体，也不能作为化学反应和配制溶液的仪器。

2. 移液管、吸量管

（1）单标移液管

用于准确移取固定体积的溶液，有各种不同的规格，如 50mL、25mL、20mL、10mL、5mL、2mL、1mL 等，可根据实验的要求选用。

（2）移液管的使用操作

① 洗涤　使用前必须用洗涤剂或铬酸洗液洗涤。用洗耳球吸入洗涤剂至移液管膨大部分的一少半，使之放平再旋转几周，随后放出洗涤剂（若用铬酸洗液，则应放回原装洗液瓶内），先用自来水冲洗数次后再用蒸馏水洗（三遍）干净。

② 移取溶液　移取溶液前，先吸取少量该溶液润洗移液管，润洗与洗涤方法相同。左手拿洗耳球，右手拇指及中指拿住管颈标线以上地方，然后插入溶液较深处（切勿触底），用洗耳球吸取溶液至标线以上（见图 2-1），立即用食指按紧移液管口然后取出，轻微减轻食指压力并转动移液管，使溶液慢慢流出，同时观察液面，当液面达到与标线相切时，立即按紧食指，用滤纸片将沾在移液管下端的试液擦去（注意滤纸片不可贴在移液管嘴上，以免吸去试液）后，将其垂直插入接收器，使移液管下端与接收器内壁接触并将接收器倾斜约 45°，放开食指让溶液自由流下，待溶液完全流出后，稍候 15s 才取出移液管。注意不能将留在管口的少量液体吹出，因为移液管校正时不包括此部分残留液（见图 2-2）。

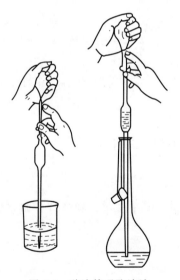
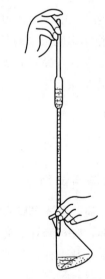

图 2-1　移液管吸取溶液　　　　　图 2-2　从移液管中放出溶液

（3）吸量管

吸取溶液的方法与移液管相似，不同之处在于吸量管能吸取不同体积的液体。常用规格有 0.1~10mL。在吸量管上端刻有"吹"字或分刻度一直到管口底部者，使用时末端一滴溶液要吹出。刻度有自上而下排列和自下而上排列两种。

使用完毕用自来水和蒸馏水洗净，放回仪器架上。

3. 容量瓶

（1）用途与规格

用于配制标准溶液或基准溶液，也用于溶液按倍数的稀释。有各种规格的容量瓶（5mL、10mL、25mL、50mL、100mL、500mL、…、2000mL）。

（2）容量瓶的使用操作

容量瓶使用之前，应检查塞子是否与瓶配套。将容量瓶盛水后塞好，左手按紧瓶塞，右手托起瓶底使瓶倒立，观察是否漏水，将旋塞旋转180°再检查。符合要求后再洗涤至不挂水珠，方可使用（见图2-3）。瓶塞应用细绳系于瓶颈，不可随便放置，以免沾污或错乱。

配制溶液时，先将准确称取的物质在小烧杯中溶解，再按图2-4进行操作。将溶液沿玻璃棒注入容量瓶，溶液转移后，应将烧杯沿玻璃棒微微上提，同时使烧杯直立，避免沾在杯口的液滴流到杯外，再把玻璃棒放回烧杯。接着，用洗瓶吹洗烧杯内壁和玻璃棒，洗液全部转移入容量瓶，反复此操作四五次，以保证转移完全。以上过程称为"定量转移"。

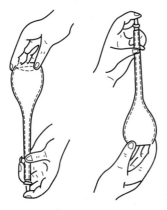 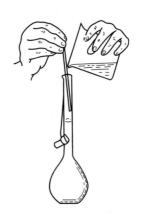

图2-3　检查容量瓶的方法　　　　图2-4　溶液转入容量瓶的操作

溶液配好后，应转移到试剂瓶中，容量瓶一般不作试剂瓶用。试剂瓶要先用配好的溶液少量冲洗2～3次，然后全部转入试剂瓶中。容量瓶用完后，洗净、晾干。在瓶口与玻璃塞之间垫以纸条。容量瓶不可用任何方式加热或烘烤。

4. 滴定管

滴定管是一根具有均匀刻度的玻璃管，在滴定分析法中用于盛装操作液。制造时按等分距离刻制刻度。玻璃管内径不可能绝对均匀，同一数值的刻度也会有误差，所以要进行校正。

滴定管下端用活塞控制滴定速度。按装盛溶液性质不同，可分为具有玻璃活塞的酸式滴定管和具有胶管玻璃珠活塞的碱式滴定管。近年来，已有采用聚四氟乙烯材质制作的滴定管活塞，可用于盛装酸液或碱液。滴定管的规格有5mL、10mL、25mL、50mL、100mL等，可根据不同的要求进行选用。

滴定管的使用操作方法如下。

（1）用前处理

① 酸式滴定管

a. 检漏　将酸式滴定管装满水，夹在滴定台上，10min 后观察是否渗液；将旋塞转动 180°，10min 后再观察是否渗液。若发现滴液或渗液情况，一般是由于活塞不配套或活塞涂油不正确引起的。若是活塞不配套，属产品质量问题，换用一支合格的即可。若滴定管产品合格，则滴液或渗液的原因一般是活塞涂油不当引起的。正确的涂油方法如图 2-5 所示。将酸式滴定管平放在实验台上，取下活塞小端上的小胶圈，轻轻拔出玻璃活塞，用滤纸将沾在活塞和活塞套内的油和水彻底擦干净。在旋塞的两头均匀涂上薄薄的一层凡士林（注意旋塞孔的同一圆周的一圈不能涂油，在玻璃活塞的小头套上一小橡皮圈固定），然后，沿同一方向旋转数次，旋塞部位若呈现透明，说明涂油均匀，若有条纹样出现，则说明涂油不均匀，应重新处理。若凡士林堵住管尖，可将管尖插入四氯化碳中，使凡士林溶解。

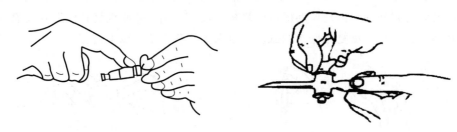

图 2-5　旋塞涂凡士林

b. 洗涤　将酸式滴定管的活塞关紧，注入 15～20mL 洗涤液，慢慢将滴定管放平，并转动滴定管，使洗涤液与滴定管的内壁充分接触。将洗涤液分别从滴定管两端倒出。先用自来水再用蒸馏水洗涤滴定管后，将其倒挂在滴定管架上。

② 碱式滴定管　同理，碱式滴定管装满溶液后也应不滴液或渗液，若发现滴液或渗液情况，可能是因为胶管老化无弹性，或是玻璃珠的大小与胶管不配套，可更换。若碱式滴定管的内壁挂水珠，且用一般的洗涤剂仍不能清洗干净时，可按下面方法进行处理：将碱式滴定管胶管以下的部分小心取下，用一小胶头套上，加入铬酸洗液 15～20mL，一边转动一边将滴定管放平，使管内壁与铬酸洗液完全接触。边转动边从滴定管口放出洗液，用自来水冲洗数次，再用蒸馏水洗涤 2～3 次，将其倒挂在滴定管架上。

（2）装入操作液及读数方法

倾入少量（15～20mL）操作溶液，按上述洗涤的操作处理三次，每次都要与内壁充分接触，并从滴定管下口放出，随后装入操作液，倾满至"0"刻度以上。酸式滴定管，可以迅速打开活塞以排去滴定管下部的空气泡；碱式滴定管排除气泡的操作方法：用左手持乳胶管向上弯曲约 45°，用左手拇指和食指挤推稍高于玻璃珠所在处，使溶液从管尖喷出而带出气泡，一边挤推乳胶管，一边把乳胶管放直，再松开手指，见图 2-6。最后调节体积读数至零或零以下的位置，稍停 1～2min 才可读取并记录滴定前滴定管读数。

读数不准确是滴定误差的主要来源之一。由于溶液的表面张力，滴定管内的液面呈弯月形。无色水溶液弯月面清晰，

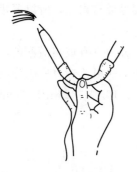

图 2-6　碱式滴定管排气泡

应读弯月面下缘的最低点，且视线应与之平行。有色溶液应读取弯月面上缘。在同一次滴定中，初读与终读应使用同一种读数方法。读数时，滴定管应垂直悬空。为使读数准确，可用一黑或白纸衬在滴定管后面。若使用白底蓝线滴定管应读取弯月面与蓝色尖端的交点。读数方法见图 2-7。

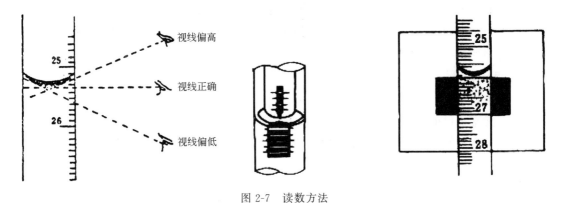

图 2-7　读数方法

（3）滴定

酸式滴定管操作方法见图 2-8。左手拇指在管前面，食指和中指在管后面，三个手指拿住活塞柄，手指稍微弯曲，轻轻向内扣住活塞，注意手心空握，不能触及活塞，以免活塞松动或顶出。右手前三指拿住锥形瓶的颈部，让滴定管下端伸入瓶口约 1cm 处，边滴边摇。碱式滴定管使用时，用左手拇指和食指捏住玻璃珠中部外侧，小指和无名指控制玻璃尖嘴，如图 2-8 所示，捏挤橡皮管，使橡皮管与玻璃珠之间形成缝隙，溶液即流出。滴定操作时，必须熟练做到：两手配合得当，自如地进行连续滴加、只加一滴和只加半滴的操作。在这个过程中要注意以下几点。

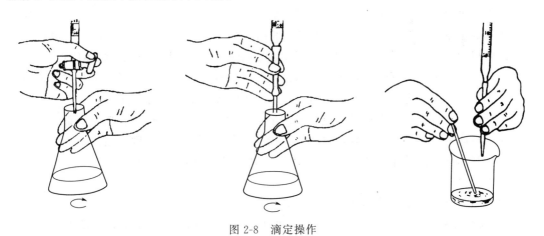

图 2-8　滴定操作

① 摇动锥形瓶时要向同一方向旋转，使其既均匀又不会溅出。

② 滴定管不能离开瓶口过高，也不能接触瓶口；滴定过程中，不能任由操作液自流。

③ 半滴的操作：小心放出（酸式滴定管）或挤出（碱式滴定管）操作液半滴（悬而不落），提起锥形瓶，令其内壁轻轻与滴定管嘴接触，使挂在滴定管嘴的半滴操作液沾在锥形瓶内壁，再用洗瓶将其冲下。

④ 密切观察滴落点附近溶液颜色的变化。滴定开始时，速度可以稍快，一般可控制在每秒3～4滴，不能形成"水流"，临近终点时滴一滴，摇几下，观察颜色的变化情况，再继续加一滴或半滴，直至溶液的颜色刚从一种颜色突变为另一种颜色、并在0.5min内不变，即为终点。为了便于观察终点颜色变化，可在锥形瓶下面衬一白纸或白瓷板。

滴定时，最好每次均从"0.00"刻度开始，或接近零的任一刻度开始，以消除因滴定管刻度不均带来的误差。实验完毕，弃去滴定管内剩余的溶液，冲洗滴定管，酸式滴定管在活塞槽与活塞之间垫以纸条，然后将滴定管倒置于滴定管架上。

5. 电子天平

（1）称量原理及特点

电子天平是目前最新一代的天平，有顶部承载式（吊挂单盘）和底部承载式（上皿式）两种。为了便于分析，将天平传感器的平衡结构简化为一杠杆，如图2-9所示。

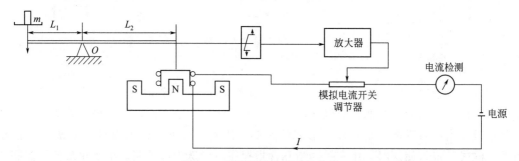

图2-9 电子天平称量原理示意

杠杆由支点O支撑，左边是秤盘，右边连接线圈及零位指示器。零位指示器置于一固定位置，天平空载时，杠杆始终趋于某一位置，即天平零点。当天平加载物体时，杠杆偏离零点，零点指示器产生偏差信号，通过放大和PID（比例、积分、微分调节）来控制流入线圈的电流I，使之增大，位于磁场中的通电线圈将产生电磁力F，由于通电线圈位于恒定磁场中，所以电磁力F也相应增大，直到电磁力F的大小与加载物体的重量相等，偏差消除，杠杆重新回到天平的零点。即恒定磁场中通过线圈的电流强度I与被测物体的质量呈正比，只要测定流入线圈的电流强度I，就可知被测物体的质量。

电子天平的特点是：操作者通过触摸按键可自动调零、自动校准、扣除皮重、数字显示、输出打印等，同时其重量轻，体积小，操作十分简便，称量速度也很快。

（2）基本部件及操作方法（以上海恒平科学仪器有限公司生产的FC204型电子天平为例）

FC204型电子天平的外形结构如图2-10所示。

① 调整水平 观察水平仪，如水平仪水泡偏移，需调整水平调整脚，使水泡位于水平仪中心。

② 校准 天平安装后，在第一次使用前或存放时间较长、位置移动、环境变化等情况下，一般应进行校准操作。其具体方法如下：

a. 接通电源将天平预热30min，按开关键（ON/OFF键），直至全屏自检完成。

b. 如果显示不正好是"0.0000g"，则按"TARE"键清零。

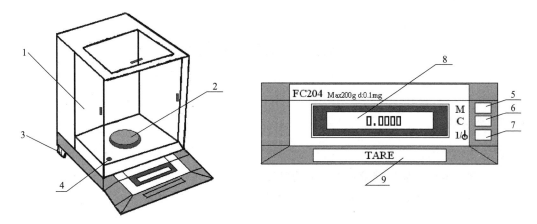

图 2-10 FC204 型电子天平的外形及控制板

1—天平门；2—天平盘；3—水平调整脚；4—水平泡；5—M 键；
6—C 键；7—开关键；8—显示屏；9—TARE 键

c. 待天平稳定后，按"C"键，显示屏上显示 C 后，轻轻将校准砝码放置秤盘中央，关闭天平门。

d. 当听到"嘟"声后，即显示校准砝码值，然后取出砝码，天平校准完毕。

③ 称量　按"TARE"键，显示为零后，置被称物于秤盘上，待数字稳定后，即可读取所称物品的质量。

④ 去皮称量　按"TARE"键清零，置容器于秤盘上，天平显示容器质量，再按"TARE"键，显示为零即去皮重。再置被称物于容器中，或将被称物（粉末状物或液体）逐步加入容器中，直至达到所需质量，这时显示的是被称物的净质量。将秤盘上所有物品拿走后，天平显示负值，按"TARE"键，天平显示 0.0000g。

⑤ 称量结束　按"开关键"关闭显示器。天平应一直保持通电状态（24h），不使用时将开关键关至待机状态，使天平保持保温状态，可延长天平的使用寿命。

（3）注意事项

框罩内外要清洁；开关天平两边侧门时，动作要轻、缓（不发出碰击声响）；称量物的温度必须与天平温度相同，有腐蚀性或者吸湿的物质必须放在密闭容器中称量；不得超载称量；读数时必须关好侧门；如发现天平工作不正常，及时报告教师；称量完毕，天平复位后，应清洁框罩内外，盖上天平罩，并做使用记录，长时间不使用时，应切断天平电源。

五、思考题

1. 清洗仪器的步骤与标准是什么？

2. 如何取用一定量的固体或液体药品？

3. 减少滴定误差在操作中应注意哪些方面？

4. 如何进行精确称量少量物质？

实验二　溶液的配制

一、实验目的

1. 熟悉有关溶液浓度的计算。
2. 掌握一般溶液和标准溶液的配制方法及基本操作。
3. 学习正确使用量筒、移液管、容量瓶的方法。

二、实验原理

医用化学实验通常配制的溶液有一般溶液和标准溶液。

1. 一般溶液的配制

（1）直接水溶法

对易溶于水而又不发生水解的固体，如 $NaOH$、$NaCl$、$H_2C_2O_4$ 等配制其溶液时，可用台秤称取一定量的固体于烧杯中，加入少量蒸馏水，搅拌溶解后，再用蒸馏水稀释到所需体积，最后倒入试剂瓶中。

（2）介质水溶法

对易水解的固体试剂，如 $SnCl_2$、$SbCl_3$、$Bi(NO_3)_3$ 等，配制其溶液时，称取一定量的固体，加入适量一定浓度的酸（或碱），使之溶解。再用蒸馏水稀释至所需体积。摇匀后转入试剂瓶中。

在水中溶解度较小的固体试剂，先选用适当的溶剂溶解后，再稀释，摇匀转入试剂瓶中。如 I_2（固体），可先用 KI 水溶液溶解，再用水稀释。

（3）稀释法

对于液态试剂，如盐酸、硫酸、氨水等。在配制其稀溶液时，先用量筒量取所需量的浓溶液，然后用蒸馏水稀释至所需体积。但配制 H_2SO_4 溶液时，要注意应在不断搅拌的情况下缓慢地将浓硫酸倒入水中，切不可将水倒入浓硫酸中。

2. 标准溶液的配制

（1）直接法

用分析天平准确称取一定量的基准试剂于烧杯中，加入适量蒸馏水使之溶解，然后转入容量瓶，再用蒸馏水稀释至刻度，摇匀。

（2）标定法

不符合基准试剂条件的物质，不能用直接法配制标准溶液，但可先配成近似于所需浓度的溶液，然后用基准试剂或已知准确浓度的标准溶液来标定。

（3）稀释法

当需要通过稀释法配制标准溶液的稀溶液时，可用移液管或吸量管准确吸取其浓溶液至适当的容量瓶中，用蒸馏水稀释至刻度，摇匀。

三、实验仪器与试剂

仪器：电子天平，台秤，容量瓶（200mL、100mL），滴瓶，吸量管（10mL），量筒（10mL、250mL），烧杯（100mL），称量纸，玻璃棒，洗瓶，皮筋，标签纸，药匙，乳胶手套。

试剂：浓 H_2SO_4，HAc（1.000mol·L^{-1}），NaOH（s，AR），$Na_2B_4O_7 \cdot 10H_2O$（s，AR），NaCl（s，AR）。

四、实验步骤

1. 配制 2.0mol·L^{-1} 硫酸溶液

用浓 H_2SO_4 配制 50mL 2.0mol·L^{-1} H_2SO_4 溶液，将配好的溶液倒入试剂瓶中备用。记录浓 H_2SO_4 和蒸馏水的用量。切记，在稀释浓 H_2SO_4 时，应将浓 H_2SO_4 缓慢倒入水中，并不断搅拌。

2. 配制 2.0mol·L^{-1} NaOH 溶液

用固体 NaOH 配制 50mL 2.0mol·L^{-1} NaOH 溶液。将配好的溶液倒入试剂瓶中备用。记录 NaOH 固体和蒸馏水的用量。

3. 准确稀释醋酸溶液

用移液管吸取已知浓度的醋酸溶液 25.00mL，移入 100mL 容量瓶中，用蒸馏水稀释至刻度，摇匀。计算其准确浓度。

4. 配制 $Na_2B_4O_7$ 标准溶液

在分析天平上准确称取 3.8120～3.8130g $Na_2B_4O_7 \cdot 10H_2O$ 晶体于烧杯中。加入少量蒸馏水使其完全溶解后，转移至 200mL 容量瓶中，再用洗瓶喷出少量蒸馏水，淋洗烧杯及玻璃棒数次，并将每次淋洗的水转入容量瓶中。最后以蒸馏水稀释至刻度，摇匀。计算其准确浓度。

五、思考题

1. 配制酸溶液时应注意什么问题？
2. 用容量瓶配制溶液时，要不要先将容量瓶干燥？能否烘干？
3. 用容量瓶配制标准溶液时，是否可以用量筒量取浓溶液？

实验三 酸碱标准溶液的配制与标定

一、实验目的

1. 掌握酸碱滴定的基本原理。
2. 掌握酸碱标准溶液配制及浓度的标定方法。
3. 掌握滴定管、容量瓶、移液管的正确使用和滴定操作技术。
4. 熟悉酸碱指示剂的选择方法。
5. 掌握电子天平的使用方法。

二、实验原理

1. 标准溶液的配制

标准溶液的配制有直接法和间接法（也称标定法）两种。

（1）直接法

用分析天平准确称取一定量的基准试剂于烧杯中，加入适量蒸馏水使之溶解，然后转入容量瓶，再用蒸馏水稀释至刻度，摇匀。

（2）标定法

不符合基准试剂条件的物质，不能用直接法配制标准溶液，但可先配成近似于所需浓度的溶液，然后用基准试剂或已知准确浓度的标准溶液来标定。

2. 反应式及计算公式

对于酸碱中和反应满足关系式

$$m\,H_n A + n\,M(OH)_m \longrightarrow n\,M^{m+} + m\,A^{n-} + mn\,H_2O$$

$$c_{酸}\,V_{酸}/m = c_{碱}\,V_{碱}/n$$

采取中和滴定的方法测定酸或碱的浓度，用指示剂的颜色变化来确定滴加的溶液是否与被测溶液定量反应，以此判断滴定终点。

NaOH 容易吸收空气中的水蒸气及 CO_2，盐酸则易挥发出 HCl 气体。故它们都不能用直接法配制标准溶液，只能用间接法配制，然后用基准物质标定其准确浓度。

本实验重点应用标定法配制 HCl 标准溶液和 NaOH 标准溶液。

（1）标定 HCl 标准溶液

常用的基准物质有无水 Na_2CO_3 和硼砂。以无水碳酸钠标定 HCl 时，可采用甲基橙为指示剂，反应式如下：

$$Na_2CO_3 + 2HCl \longrightarrow 2NaCl + CO_2 \uparrow + H_2O$$

以硼砂 $Na_2B_4O_7 \cdot 10H_2O$ 为基准物时，反应产物是硼酸（$K_a = 5.7 \times 10^{-10}$），溶液呈微酸性，因此选用甲基红为指示剂，反应如下：

$$Na_2B_4O_7 + 2HCl + 5H_2O \longrightarrow 4H_3BO_3 + 2NaCl$$

（2）标定氢氧化钠标准溶液

常用的基准物质是邻苯二甲酸氢钾或草酸。邻苯二甲酸氢钾是一种二元弱酸的共轭碱，它的酸性较弱，$K_{a2}=3\times10^{-6}$，与 NaOH 的反应式如下：

反应产物是邻苯二甲酸钾钠，在水溶液中显微碱性，因此应选用酚酞作指示剂。

草酸 $H_2C_2O_4 \cdot 2H_2O$ 是二元酸，由于 K_{a1} 与 K_{a2} 值相近，不能分步滴定，反应产物为 $Na_2C_2O_4$，在水溶液中呈微碱性，也可采用酚酞作指示剂。

三、实验仪器与试剂

仪器：电子天平，台秤，容量瓶（200mL、100mL），移液管（25.00mL），吸量管（10.00mL），试剂瓶（200mL）2 个，胶头滴管，烧杯（100mL）2 个，酸式（碱式）滴定管（50.00mL），锥形瓶（250mL）3 个，量筒（10mL、250mL），铁架台，称量纸，玻璃棒，洗瓶，皮筋，标签纸，药匙，乳胶手套。

试剂：浓盐酸（$1.19g \cdot mL^{-1}$），NaOH（s，CP），无水碳酸钠（s，AR），邻苯二甲酸氢钾（s，AR），0.1%甲基橙水溶液，0.2%酚酞乙醇溶液。

四、实验步骤

1. 实验前准备

① 检查玻璃仪器：滴定管、移液管、容量瓶等。
② 清洗玻璃仪器。
③ 电子天平：先调水平，预热 30min，然后用标准砝码校正。

2. 0.1mol·L⁻¹ HCl 和 0.1mol·L⁻¹ NaOH 溶液的配制

（1）$0.1mol \cdot L^{-1}$ HCl 溶液的配制
用洁净小量筒量取所需的浓盐酸（提前计算所需浓盐酸的体积），倒入 500mL 试剂瓶中，用蒸馏水加满，盖好瓶塞，充分摇匀，贴好标签备用。

（2）$0.1mol \cdot L^{-1}$ NaOH 溶液的配制
在台秤上用小烧杯迅速称取所需质量的固体 NaOH，加约 60mL 蒸馏水，溶解，待冷后将溶液转入 500mL 试剂瓶中，用蒸馏水加满，用橡皮塞塞紧，摇匀，贴好标签备用。

标签写明：试剂名称、浓度、配制日期、专业、姓名。

3. 0.1mol·L⁻¹ HCl 标准溶液的标定

在电子天平上称取 1.0～1.1g 无水碳酸钠[1]，记下具体数据 $m_{总}$，溶于小烧杯中，然后定容至 250mL 容量瓶中。取洁净的 25mL 移液管，用上面配制的 Na_2CO_3 溶液少许润洗 2～3 次后，吸取 Na_2CO_3 溶液 25.00mL，放入锥形瓶中，加甲基橙指示剂 1～2 滴。然后用酸式滴定管（水洗净后，再用待标定的 HCl 标准溶液润洗）装入待标定的 HCl 标准溶液进行滴定，至溶液由黄色恰变为橙色，摇动后 30s 内不褪色即为终点，记下滴定消耗 HCl 的体积。重复操作，至两次滴定消耗 HCl 标准溶液的体积相差不超过 0.04mL 为止，取其平均值，计算 HCl 标准溶液的准确浓度。

根据 Na_2CO_3 的质量 $m_{Na_2CO_3}$ 和消耗 HCl 标准溶液的体积 V_{HCl}，可按下式计算 HCl 标准溶液的浓度 c_{HCl}：

$$c_{HCl} = \frac{m_{Na_2CO_3}}{M_{Na_2CO_3} V_{HCl}} \times 2000$$

式中，$M_{Na_2CO_3}$ 为碳酸钠的摩尔质量。

每次标定的结果与平均值的相对偏差不得大于 0.2%，否则应重新标定[2]。将相关数据记录于表 2-1 中。

表 2-1　HCl 标准溶液的标定

编号	1	2	3
$m_{Na_2CO_3}$/g			
HCl 初读数/mL			
HCl 终读数/mL			
所耗 HCl 溶液的体积 V_{HCl}/mL			
c_{HCl}/mol·L^{-1}			
平均值			
相对平均偏差			

4. 0.1mol·L^{-1} NaOH 标准溶液的标定

方法一：用电子天平准确称取三份邻苯二甲酸氢钾，每份约 0.3~0.4g（精确到小数点后 4 位），分别置于锥形瓶中，各加约 30mL 蒸馏水溶解（必要时可小火温热溶解）；加酚酞指示剂 2 滴，用欲标定的 NaOH 标准溶液滴定。近终点时要逐滴或半滴加入，直至被滴定溶液由无色变为微红色，摇动后 30s 内不褪色即为终点。记录每次的数据，计算氢氧化钠溶液的浓度，浓度间相对平均偏差不大于 0.2%，否则必须重新标定。将相关数据记录于表 2-2 中。

根据邻苯二甲酸氢钾的质量 $m_{KHC_8H_4O_4}$ 和消耗 NaOH 标准溶液的体积 V_{NaOH}，按下式计算 NaOH 标准溶液的浓度 c_{NaOH}：

$$c_{NaOH} = \frac{m_{KHC_8H_4O_4}}{M_{KHC_8H_4O_4} V_{NaOH}} \times 1000$$

式中，$M_{KHC_8H_4O_4}$ 为邻苯二甲酸氢钾的摩尔质量。

表 2-2　NaOH 标准溶液的标定（方法一）

编号	1	2	3
$m_{KHC_8H_4O_4}$/g			
NaOH 初读数/mL			
NaOH 终读数/mL			
所耗 NaOH 溶液的体积 V_{NaOH}/mL			
c_{NaOH}/mol·L^{-1}			
平均值			
相对平均偏差			

方法二：取三份上述已标定的盐酸标准溶液 25.00mL 于锥形瓶中，各加 2 滴酚酞指示剂，用欲标定的 NaOH 标准溶液滴定。近终点时要逐滴或半滴加入，直至被滴溶液由无色变为微红色，摇动后 30s 内不褪色即为终点。记录每次的数据，计算氢氧化钠溶液的浓度，浓度间相对平均偏差不大于 0.2%，否则必须重新滴定。将相关数据记录于表 2-3 中。

根据盐酸标准溶液物质的量和消耗 NaOH 标准溶液的体积 V_{NaOH}，按下式计算 NaOH 标准溶液的浓度 c_{NaOH}：

$$c_{NaOH} = \frac{V_{HCl} c_{HCl}}{V_{NaOH}} = \frac{n_{HCl}}{V_{NaOH}}$$

表 2-3　NaOH 标准溶液的标定（方法二）

编号	1	2	3
n_{HCl}/mol			
NaOH 初读数/mL			
NaOH 终读数/mL			
所消耗 NaOH 溶液的体积 V_{NaOH}/mL			
c_{NaOH}/mol·L^{-1}			
平均值			
相对平均偏差			

五、注意事项

[1] Na_2CO_3 易吸水，使用前应在烘箱中于 270～300℃干燥 1h 后，置于干燥器中备用。

[2] 平行测定误差要求严格，达不到要求者，需反复练习。

六、思考题

1. 本实验中配制酸碱标准溶液时，试剂只用量筒量取或台秤称取，为什么？稀释所用蒸馏水是否需要准确量取？

2. 标定 HCl 溶液时，称取基准物无水 Na_2CO_3 0.11g 左右；标定 NaOH 溶液时，称取邻苯二甲酸氢钾 0.3g 左右，这些称量要求是怎么算出来的？称太多或太少对标定有何影响？

3. 标定用的基准物质应具备哪些条件？

4. 如果 Na_2CO_3 中结晶水没有完全除去，实验结果会怎样？

5. 准确称取的基准物质置于锥形瓶中，锥形瓶内壁是否要烘干？为什么？

6. 使用邻苯二甲酸氢钾标定 NaOH 溶液时，为什么选用酚酞作指示剂？用甲基橙可以吗？

7. 本实验需称取 1.0～1.1g 无水 Na_2CO_3，溶解，定容至 250mL，有学生认为既然是"大约"量，故可用台秤称量，此想法妥否？为什么？

8. 下列各情况对实验结果有何影响？

1）滴定过程中，往锥形瓶内加入少量水。

2）滴定速度太快，到达终点后立即读数。

3）滴定完毕，滴定管尖嘴有液滴。

4）滴定完毕，滴定管尖嘴留有气泡。

实验四　密度的测定

一、实验目的

1. 学习正确使用天平和比重瓶。
2. 熟悉用流体静力称衡法和密度瓶法测定形状不规则的固体和小块固体密度的原理。
3. 掌握测定不规则固体材料的密度的实验方法及操作。
4. 了解测定规则物体密度的原理。

二、实验原理

1. 流体静力称衡法测定不规则固体的密度（比水的密度大）和液体的密度

按照阿基米德定律，浸在液体中的物体要受到向上的浮力。浮力的大小等于物体所排开液体的重量。如果将物体分别浸在空气和水中称重，得到物体的重量为 G_1 和 G_2，则物体在水中受到的浮力 $F_浮$ 为 G_1-G_2，它应等于全部浸入水中物体所排开的水的重量，即 $\rho_0 gV$（其中 ρ_0 为水的密度，g 为重力加速度，V 为物体的体积）。

考虑到 $G_1=\rho gV$（ρ 为物体的密度），消去 V、g 后等式变为

$$\frac{\rho}{\rho_0}=\frac{G_1}{G_1-G_2}$$

即
$$\rho=\frac{G_1}{G_1-G_2}\rho_0 \tag{1}$$

如果将上述物体再浸入密度为 ρ' 的待测液体中，称得此时物体的重量为 G_3，则物体在待测液体中受到的浮力为 G_1-G_3，此浮力又等于 $\rho'gV$。考虑到 $G_1-G_2=\rho_0 gV$，得到待测液体的密度。

待测液体的密度
$$\rho'=\frac{G_1-G_3}{G_1-G_2}\rho_0 \tag{2}$$

用温度计测出水温 t，从水的密度表上查出该温度下水的密度，即可求出被测物体的密度。

2. 流体静力称衡法和助沉法相结合测定密度小于水的不规则固体的密度

设被测物在空气中的质量为 m，如图 2-11 所示，用细线将被测物与另一助沉物串系起来，被测物在上，助沉物在下。设仅将助沉物没入水中而被测物在水面上时系统的表观质量为 m_1，二者均没入水中（注意悬吊，不接触烧杯壁和底）时的表观质量为 m_2，根据阿基米德定律，被测物受到的浮力为

$$\rho_水 Vg=(m_1-m_2)g$$

被测物体积 $V=\dfrac{m_1-m_2}{\rho_水}$，则被测物密度为

$$\rho = \frac{m}{V} = \frac{m}{m_1 - m_2}\rho_\text{水} \tag{3}$$

测出水温 t，查表得 $\rho_\text{水}$，即可求出 ρ。

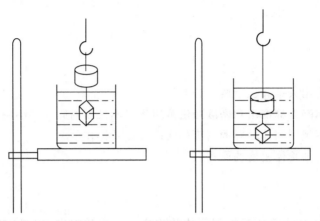

图 2-11　测定密度小于水的不规则固体的密度

3. 用密度瓶测定碎小固体（不溶于水）的密度

设密度瓶（包括瓶塞，图 2-12）的质量为 m，密度瓶装入一定量碎小固体后的质量为 m_1，再将密度瓶装满水，瓶（包括瓶塞）、水和碎小固体的总质量为 m_2，然后将水和碎小固体倒出，密度瓶装满水，总质量为 m_3。则小固体的质量为 $m_1 - m$，排出的水的质量为 $m_3 - m_2 + (m_1 - m)$，排出的水的体积即碎小固体的总体积为

$$V = \frac{m_3 - m_2 + (m_1 - m)}{\rho_\text{水}}$$

碎小固体的密度　　$$\rho = \frac{m_1 - m}{V} = \frac{m_1 - m}{m_3 - m_2 + (m_1 - m)}\rho_\text{水} \tag{4}$$

测出水温 t，查表得 $\rho_\text{水}$，即可求出碎小固体的密度 ρ。

图 2-12　密度瓶

4. 测定规则物体密度的方法

对一密度均匀的物体，若其质量为 m，体积为 V，则该物体的密度：

$$\rho = \frac{m}{V} \tag{5}$$

用天平准确地测定物体的质量 m，用卡尺或千分尺等量具测出并计算出其体积 V，由式（5）求出样品的密度。

三、实验仪器与试剂

仪器：分析天平，密度瓶，烧杯（250mL），水银温度计，量筒（250mL），不规则金属块（被测物），橡皮或石蜡块（被测物），碎小石子（被测物），清水，细线，吸水纸。

试剂：蒸馏水，四氯化碳（AR）。

四、实验步骤

1. 用流体静力称衡法测物体的密度

① 按照分析天平的使用方法，称出物体在空气中的质量 m_1。

② 把盛有大半杯水的杯子放在天平左边的托盘上，然后将用细线挂在天平左边小钩上的物体全部浸入水中（注意不要让物体接触杯子），称出物体在水中的质量 m_2。

③ 查出室温下纯水的密度 ρ_0，按式（1）算出物体的密度，结果记录于表 2-4 和表 2-5 中。

表 2-4　流体静力称衡法测定不规则固体的密度（比水的密度大）的数据记录

天平感量		纯水温度 t	
待测物体在空气中的质量 m_1		纯水在 t℃时的密度 ρ_0	
待测物体在水中的质量 m_2		待测物体的密度 ρ	

表 2-5　流体静力称衡法测定液体的密度的数据记录

天平感量		纯水温度 t	
待测物体在空气中的质量 m_1		纯水在 t℃时的密度 ρ_0	
待测物体在水中的质量 m_2		待测物体的密度 ρ	
待测物体在四氯化碳中的质量 m_3		待测液体的密度 ρ'	

2. 流体静力称衡法和助沉法相结合测定密度小于水的不规则固体的密度

① 称量橡皮在空气中的质量 m。

② 用细线将橡皮和助沉金属块串系起来，橡皮在上，金属块在下。系好后挂在天平横梁左端的钩子上。先称仅有金属块没入水中而橡皮在水面之上时系统的表观质量 m_1，再称二者均没入水中时系统的表观质量 m_2（悬吊，不能接触烧杯壁和底）。

③ 用温度计测出水温 t，查表得该温度下的 $\rho_{水}$。

④ 用公式（3）计算出橡皮的密度 ρ，结果记录于表 2-6 中。

表 2-6　流体静力称衡法和助沉法相结合测定密度小于水的不规则固体的密度

待测物体在空气中的质量 m		纯水温度 t	
只有助沉物在水中的质量 m_1		纯水在 t℃时的密度 ρ_0	
待测物助沉物都在水中的质量 m_2		待测物体的密度 ρ	

3. 密度瓶法测量不溶于水的小块固体的密度

① 称量出密度瓶在空气中的质量 m。

② 称量出密度瓶只盛有小块固体的质量 m_1。

③ 将密度瓶注满纯水，塞上塞子，擦去溢出的水（注意：瓶内不能有残留的水泡），这时水面恰好达到毛细管顶部。用天平称出密度瓶、小块固体和纯水的总质量 m_2。

④ 密度瓶只盛有纯水，称出其质量 m_3。

⑤ 测出水温 t，查表得 $\rho_{水}$（若前后室温变化不大，此步可不必再做）。

⑥ 由式（4）算出固体的密度，结果记录于表 2-7 中。

表 2-7 密度瓶法测量不溶于水的小块固体的密度数据记录

天平感量		密度瓶＋纯水质量 m_3	
密度瓶在空气中的质量 m		纯水温度 t	
密度瓶＋小块固体的质量 m_1		纯水在 t℃时的密度 ρ_0	
密度瓶＋小块固体＋纯水质量 m_2		待测物体的密度 ρ	

五、思考题

1. 具体分析本实验产生误差的各种原因。

2. 假如待测固体能溶于水，但不溶于某种液体 A，现欲用密度瓶法测定该固体的密度，试写出测量的原理和大致步骤。

3. 用未经干燥的密度瓶进行测量，对实验结果有什么影响？

实验五　摩尔气体常数的测定

一、实验目的

1. 熟悉理想气体状态方程式和分压定律的应用。
2. 学习分析天平和气压计的使用。
3. 掌握量气管排水集气法测量气体体积的操作。

二、实验原理

用已知质量的镁 $m(Mg)$ 和过量的稀酸作用，产生一定量的氢气 $m(H_2)$。在一定的温度 (T) 和压力 (p) 下，测定被置换的氢气体积 $V(H_2)$。根据分压定律，算出氢气的分压。

上述方法收集到的氢气混有水蒸气，$p(H_2) = p - p(H_2O)$。假定在实验条件下，氢气服从理想气体行为，可根据理想气体状态方程计算出摩尔气体常数 R：

$$R = \frac{p(H_2)V(H_2) \times 2.016}{m(H_2)T}$$

式中，$m(H_2) = m(Mg) \times 2.016/A(Mg)$，式中 $A(Mg)$ 为 Mg 的原子量。所以：

$$R = \frac{p(H_2)V(H_2)A(Mg)}{m(Mg)T}$$

实验时的温度 (T) 和压力 (p) 可分别由温度计和气压计测得，氢气的物质的量 (n) 可以由镁的质量求得。

三、实验仪器与试剂

仪器：分析天平（0.1mg），量气管，长颈漏斗，大试管，量筒（10mL），温度计，气压计，铁架台，乳胶管，砂纸，剪刀，称量纸。

试剂：镁条，稀 H_2SO_4（2.0mol·L^{-1}）。

四、实验步骤

1. 准备镁条

用砂纸清洁镁条，除去表面的氧化物与脏物，直至金属表面光亮无黑点。用分析天平或电子天平准确称取三份镁条，每份质量在 0.03g 左右（准确称至 0.0001g）。

2. 安装测定装置

如图 2-13 所示装配好测定装置。往量气管内装水至略低于"0"刻度的位置。上下移动漏斗，以赶尽附着在乳胶管和量气管

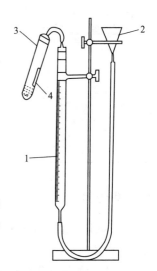

图 2-13　气体常数测定装置
1—量气管；2—漏斗；
3—试管（反应器）；4—镁条

内壁上的气泡，然后把反应管和量气管用乳胶管连接好。

3. 检漏

把漏斗下移一段距离，并固定在一定位置上。如果量气管中液面只在开始时（3～5min）稍有下降，以后即维持恒定，便说明装置不漏气。如果液面继续下降，则表明装置漏气，检查各接口是否严密。经检查与调整后，再重复试验，直至确保不漏气为止。

4. 测定

① 取下试管，如果需要的话，可以再调整一次漏斗的高度，使量气管内液面保持在略低于"0"刻度的位置。然后用一长颈漏斗将 5mL 2.0mol·L^{-1} H$_2$SO$_4$ 注入试管中，切勿使酸沾到试管壁上。用一滴水将镁条沾在试管内壁上部，确保镁条不与酸接触。装好试管，塞紧磨口塞，再一次检查装置是否漏气。

② 把漏斗移至量气管右侧，使两者的液面在同一水平面上，记录此时量气管液面的刻度位置。

③ 把试管底部略微抬高，以使镁条和 H$_2$SO$_4$ 接触，这时由于反应产生的氢气进入量气管中，把管中的水压入漏斗内。为避免管内压力过大，在管内液面下降时，要随时将漏斗慢慢向下移动，使量气管内液面和漏斗中液面基本在同一平面上，以防止量气管中气体压力过高，而使气体漏出。

④ 镁条反应完毕，待试管冷却到室温，调节使漏斗与量气管的液面处于同一水平，记下量气管内液面位置。稍等 1～2min，再记录液面位置，如两次读数相等，表明管内气体温度已与室温一致。记下室内的温度和大气压。

用另两份已称量的镁条重复实验。将数据和计算结果整理成表 2-8。

表 2-8　实验数据与计算结果

编号	1	2	3
镁条的质量 m/g			
反应前量气管中水面读数/mL			
反应后量气管中水面读数/mL			
室温/℃			
大气压/Pa			
氢气体积/L			
室温时水的饱和蒸气压/Pa			
氢气分压/Pa			
氢气的物质的量/mol			
摩尔气体常数 R			
相对误差			

五、思考题

1. 为什么必须检查实验装置是否漏气？实验中曾两次检查实验装置是否漏气，哪次相对更重要？

2. 在读取量气管液面刻度时，为什么要使漏斗和量气管两个液面在同一水平面上？

3. 实验时称取镁条太多或太少对实验有何影响？

4. 反应用溶液的浓度是否应严格控制？取用时是否应准确量取？

实验六　醋酸电离度和电离平衡常数的测定

一、实验目的

1. 学会醋酸电离度和电离平衡常数的测定方法。
2. 学习使用酸度计。
3. 巩固滴定操作。

二、实验原理

醋酸（CH_3COOH 或 HAc）是弱电解质，在水溶液中存在下列电离平衡：

$$HAc + H_2O \Longrightarrow H_3O^+ + Ac^-$$

起始浓度/mol·L^{-1} 　　　　　c　　　　　0　　　0
平衡浓度/mol·L^{-1} 　　　$c-c\alpha$　　　$c\alpha$　　$c\alpha$

若 c 为醋酸的起始浓度；α 为醋酸的电离度；$[H_3O^+]$、$[Ac^-]$、$[HAc]$ 分别为 H_3O^+（可简写为 H^+）、Ac^-、HAc 的平衡浓度；K_a 为醋酸的电离平衡常数，则 $[H_3O^+]=[Ac^-]=c\alpha$、$[HAc]=c(1-\alpha)$。

电离度：
$$\alpha = \frac{[H_3O^+]}{c} \times 100\%$$

电离平衡常数：
$$K_a = \frac{[H_3O^+][Ac^-]}{[HAc]} = \frac{c\alpha^2}{1-\alpha} = \frac{[H_3O^+]^2}{c-[H_3O^+]}$$

已知：$pH = -lg[H_3O^+]$，所以测定了已知浓度的醋酸溶液的 pH，就可求出它的电离度和电离平衡常数。

三、实验仪器与试剂

仪器：容量瓶（50mL），吸量管（10mL），移液管（25mL），烧杯（50mL），锥形瓶（250mL），碱式滴定管（50mL），pHS-25 型酸度计。

试剂：HAc（0.2mol·L^{-1}），NaOH 标准溶液（0.2000mol·L^{-1}），酚酞指示剂。

四、实验步骤

1. 原始醋酸溶液浓度的标定

用移液管移取 25.00mL 待标定醋酸溶液置于锥形瓶中，加 2～3 滴酚酞指示剂，用 NaOH 标准溶液滴定至微红色，且 30s 内不褪色为止。记下所用 NaOH 溶液的体积。再重复上述滴定操作两次，要求三次所消耗 NaOH 溶液的体积相差小于±0.04mL。计算 HAc 溶液的浓度，将滴定数据和计算结果填入表 2-9 中。

2. 配制不同浓度的醋酸溶液

用移液管和吸量管吸取 25.00mL、5.00mL、2.50mL 已测得准确浓度的醋酸溶液，分别置于三个 50mL 容量瓶中，用蒸馏水定容，摇匀，并计算出这三瓶醋酸溶液的准确浓度。

3. 测定不同浓度醋酸溶液的 pH

取以上四种不同浓度的醋酸溶液 25.00mL，分别加入 4 只洁净、干燥的 50mL 烧杯中，按由稀到浓的次序在 pHS-25 型酸度计上分别测出它们的 pH，记录数据和室温。计算电离度和电离平衡常数，填入表 2-10 中。

表 2-9　原始醋酸溶液浓度的标定

用_____mol·L⁻¹NaOH 标准溶液滴定_____mL HAc 溶液

滴定序号		1	2	3
NaOH 标准溶液的用量/mL	初读数			
	末读数			
	实际消耗体积			
	消耗体积平均值			
HAc 溶液的准确浓度/mol·L⁻¹				

表 2-10　醋酸电离度和电离平衡常数的测定

标准缓冲溶液的 pH＝_____　　温度_____℃

HAc 溶液编号	c	pH	$[H^+]$	α	电离平衡常数 $K_a^{\ominus}$	
					测定值	平均值
1						
2						
3						
4						

注：本实验测定的 K_a 值在 $1.0\times10^{-5}\sim2.0\times10^{-5}$ 范围内合格（文献值 1.7×10^{-5}）。

五、附注

pHS-25 型酸度计的使用

酸度计是测量溶液 pH 最常用的仪器，它主要是利用一对电极在不同 pH 的溶液中能产生不同的电动势的原理工作的。这对电极是由一支玻璃电极和一支饱和甘汞电极组成的，玻璃电极称为指示电极，甘汞电极称为参比电极。玻璃电极是用一种导电玻璃吹制成的极薄的空心小球，球内有 $0.1mol·L^{-1}$ HCl 溶液和 Ag-AgCl 电极，其电极组成为：

$$Ag,AgCl(s)\mid HCl(0.1mol·L^{-1})\mid 玻璃\mid 待测溶液$$

玻璃电极的导电薄玻璃膜把两种溶液隔开，即有电势产生。小球内 H^+ 浓度是固定的，所以电极电势随待测溶液 pH 的不同而改变。在 298.15K 时，玻璃电极的电极电势为：

$$E_{玻璃}=E_{玻璃}^{\ominus}+0.05916V\times pH$$

式中，$E_{玻璃}$ 为玻璃电极的电极电势；$E_{玻璃}^{\ominus}$ 为玻璃电极的标准电极电势。

测定时将玻璃电极和饱和甘汞电极插入待测溶液中组成原电池，并连接上电流表，即可测定出该原电池的电动势 E。

$$E = E_{甘汞} - E_{玻璃} = E_{甘汞} - E_{玻璃}^{\ominus} - 0.05916V \times pH$$

待测溶液的 pH 为：

$$pH = \frac{E_{甘汞} - E_{玻璃}^{\ominus} - E}{0.05916V}$$

$E_{甘汞}$ 为一定值，如果 $E_{玻璃}^{\ominus}$ 已知，即可由原电池的电动势 E 求出待测溶液的 pH。$E_{玻璃}^{\ominus}$ 可以用一个已知 pH 的缓冲溶液代替待测溶液而求得。

酸度计一般是把测得的电动势直接用 pH 表示出来。为了方便起见，仪器加装了定位调节器，当测量 pH 已知的标准缓冲溶液时，利用调节器，把读数直接调节在标准缓冲溶液的 pH 处。这样在以后测量待测溶液的 pH 时，指针就可以直接指示待测溶液的 pH，省去了计算步骤。一般把前一步称为"定位"，后一步称为"测量"。已经定位的酸度计，在一定时间内可以连续测量许多个待测溶液。

温度对溶液的 pH 有影响，可根据 Nernst 方程予以校正，在酸度计中已装配有温度补偿器进行校正。

以 pHS-25 型酸度计为例来简单介绍酸度计的使用，pHS-25 型酸度计是一种数字显示酸度计，采用 pH 复合电极，读数稳定，使用方便。pHS-25 型酸度计外形结构如图 2-14 所示。

酸度计的使用方法如下。

1. 仪器准备

① 将复合电极夹在电极夹上，拉下电极前端的电极套。

② 用蒸馏水冲洗电极，然后用滤纸吸干。

③ 电源线插入电源插座，按下电源开关，预热几分钟。

2. 定位

定位方法分为以下两种。

（1）一种定位法用于分析精度要求不高的情况

① 仪器插上电极，把选择开关 4 调至 pH 挡。

② 仪器斜率调至 100% 位置（即顺时针旋到底的位置）。

③ 选择一种最接近样品 pH 的标准缓冲溶液（如：pH＝7），并把电极插入这一标准缓冲溶液中，调节温度补偿器 3，使所指示的温度与标准缓冲溶液的温度相同，并摇动烧杯，使溶液均匀。

④ 待读数稳定后，该读数应为标准缓冲溶液的 pH，否则应用定位调节器 1 调至标准缓冲溶液的 pH，定位结束。

⑤ 清洗电极，并吸干电极球泡表面的余水。

（2）另一种定位法用于分析精度要求较高的情况

① 仪器插上电极，把选择开关 4 调至 pH 挡，斜率调至 100% 位置。

② 选择两种标准缓冲溶液（也即被测溶液的 pH 在该两种标准缓冲溶液之间或接近的情况，如 pH＝4 和 pH＝7）。

③ 把电极插入第一种标准缓冲溶液（如：pH＝7），调节温度补偿器 3，使所指示的

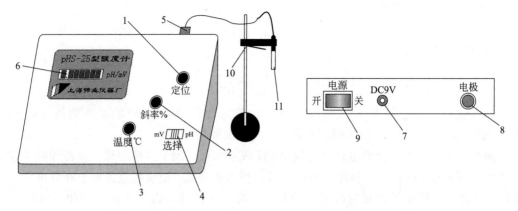

图 2-14　pHS-25 型酸度计外形结构

1—定位调节器；2—斜率调节器；3—温度补偿器；4—选择开关；5,8—电极插孔；
6—显示屏；7—电源插孔；9—电源开关；10—电极夹；11—复合电极

温度与标准缓冲溶液的温度相同，并使标准缓冲溶液均匀。

④ 待读数稳定后，该读数应为缓冲溶液的 pH，否则调节定位调节器。

⑤ 电极插入第二种标准缓冲溶液（如：pH＝4 或 pH＝9.18），摇动烧杯使溶液均匀。

⑥ 待读数稳定后，该读数应为该标准缓冲溶液的 pH，否则应用斜率调节器 2 调至标准缓冲溶液的 pH，定位结束。定位后，其定位调节旋钮及斜率调节按钮不应再有变动。

⑦ 清洗电极，并吸干电极球泡表面的余水。

3. 测定 pH：已定过位的仪器，可用来测量被测溶液

（1）被测溶液与定位的标准缓冲溶液温度相同时

"定位"保持不变，将电极夹上移，用蒸馏水冲洗电极头部，并用滤纸吸干。把复合电极浸入被测溶液中，轻轻摇动溶液使浓度均匀，在显示屏上读出溶液的 pH。

（2）被测溶液与定位的标准缓冲溶液温度不同时

应先用温度计测出被测溶液的温度值，调节温度补偿器，使指示在该温度值上；然后，把复合电极浸入被测溶液中，轻轻摇动溶液使浓度均匀，在显示屏上读出溶液的 pH。

六、思考题

1. 测定醋酸溶液的 pH 时，为什么要按溶液的浓度从稀到浓的次序进行？

2. 做好本实验的操作关键是什么？

3. 改变所测醋酸溶液的浓度和温度，电离度和电离平衡常数有无变化？

4. 实验时为什么要记录温度？

实验七　缓冲溶液的配制与性质

一、实验目的

1. 学习缓冲溶液的配制方法。
2. 加深对缓冲溶液性质的理解。
3. 进一步理解缓冲容量与总浓度和缓冲比的关系。

二、实验原理

缓冲溶液的特点是：当加入少量的强酸、强碱或经适当稀释时，其 pH 值不发生明显的改变。它一般由弱酸（A）和它的共轭碱（B）两大组分混合而成。缓冲溶液的近似 pH 值可利用 Henderson-Hasselbalch 方程计算：

$$pH = pK_a^\ominus + \lg \frac{[B]}{[A]} \tag{1}$$

式中，$K_a^\ominus$ 为弱酸的解离平衡常数；[A]、[B] 分别为共轭酸碱的平衡浓度。

若配制缓冲溶液所用的弱酸和它的共轭碱的原始浓度相同，则配制时所取弱酸和它的共轭碱的体积（V）的比值等于它们平衡浓度的比值，所以上式可以写成：

$$pH = pK_a^\ominus + \lg \frac{V_B}{V_A} \tag{2}$$

由式（2）可知，若改变两者的体积之比，可得到一系列 pH 值不同的缓冲溶液。需要指出的是，由上述两式计算所得的 pH 值是近似的，精确的计算应该用活度。

缓冲容量是衡量缓冲能力大小的尺度，它的大小与缓冲溶液的总浓度和缓冲比有关。缓冲比不变时，总浓度越大，缓冲容量越大；总浓度不变时，缓冲比越接近于 1∶1，缓冲容量越大。

三、试验仪器与试剂

仪器：酸度计，吸量管（10mL），量筒（25mL），烧杯（25mL），大试管，容量瓶（25mL）。

试剂：广泛 pH 试纸，甲基红指示剂，HAc($0.1mol \cdot L^{-1}$、$1mol \cdot L^{-1}$)，NaAc($0.1mol \cdot L^{-1}$、$1mol \cdot L^{-1}$)，NaHCO_3($0.05mol \cdot L^{-1}$)，Na_2CO_3($0.05mol \cdot L^{-1}$)，HCl($0.1mol \cdot L^{-1}$)，HCl(pH=4.0)，NaOH($0.1mol \cdot L^{-1}$)，NaOH(pH=10.0)，NaOH($2.0mol \cdot L^{-1}$)。

四、实验步骤

1. 缓冲溶液的配制

按表 2-11 所示的组成，计算配制 pH 值为 4.0 的甲缓冲溶液 20.0mL 所需各组分的体积。参考教科书，确定配制 pH 值精确至 10.00 的乙缓冲溶液 25.00mL 所需各组分的体积。

表 2-11　缓冲溶液的配制

缓冲溶液	pH 值	组分	所需组分体积/mL	实测 pH 值
甲 20.0mL	4.0	$0.1mol \cdot L^{-1}$ HAc $0.1mol \cdot L^{-1}$ NaAc		
乙 25.00mL	10.00	$0.05mol \cdot L^{-1}$ NaHCO$_3$ $0.05mol \cdot L^{-1}$ Na$_2$CO$_3$		

根据表 2-11 中计算出的用量，用量筒量取所需体积的 HAc 和 NaAc 于小烧杯中，配制甲缓冲溶液，然后用 pH 试纸测其 pH 值，填入表中。配制乙缓冲溶液时，用吸量管吸取所需体积的 $0.05mol \cdot L^{-1}$ Na$_2$CO$_3$ 溶液于 25.00mL 容量瓶中，然后用 $0.05mol \cdot L^{-1}$ NaHCO$_3$ 溶液稀释至刻度，摇匀。用酸度计准确测其 pH 值，填入表中。比较甲、乙缓冲溶液 pH 值的实测值与给出值是否相符。保留上述两种缓冲溶液，待下面实验用。

2. 缓冲溶液的性质

取 12 支大试管，3 个一组分四组标好号码。第一组用量筒各加 pH＝4.0 的盐酸 5.0mL；第二组各加甲缓冲溶液 5.0mL；第三组各加 pH＝10.0 的氢氧化钠 5.0mL；第四组各加乙缓冲溶液 5.0mL。按表 2-12 中的用量，在各组三支试管中，分别加入强酸、强碱和蒸馏水，用广泛 pH 试纸测各试管中溶液的 pH 值，记录结果，说明原因。

表 2-12　缓冲溶液的 pH 值

各试管 pH 值　　　　试剂 溶液	$0.1mol \cdot L^{-1}$ HCl （4 滴）	$0.1mol \cdot L^{-1}$ NaOH （4 滴）	蒸馏水 （5mL）
盐酸溶液(pH＝4.0)			
甲缓冲溶液(pH＝4.0)			
氢氧化钠溶液(pH＝10.0)			
乙缓冲溶液(pH＝10.0)			

3．缓冲容量

（1）缓冲容量与缓冲溶液总浓度的关系　取两支大试管，一支加入 $0.1mol \cdot L^{-1}$ HAc 和 $0.1mol \cdot L^{-1}$ NaAc 各 2.5mL；另一支加入 $1.0mol \cdot L^{-1}$ HAc 和 $1.0mol \cdot L^{-1}$ NaAc 各 2.5mL，混匀。这时两管内溶液的 pH 值是否相同？两管中各加入 2 滴甲基红（甲基红指示剂：pH＜4.2 呈红色，pH＞6.3 呈黄色），溶液呈何种颜色？然后分别逐滴加入 $2.0mol \cdot L^{-1}$ NaOH（每加一滴均需摇匀），直至溶液恰好变为黄色。记录各管所加 NaOH 的滴数，解释所得结果（见表 2-13）。

表 2-13　实验结果记录表

缓冲溶液	加指示剂后 溶液颜色	溶液恰好变为黄色 需加 NaOH 的滴数
$0.1\ mol \cdot L^{-1}$ HAc- $0.1\ mol \cdot L^{-1}$ NaAc		
$1.0\ mol \cdot L^{-1}$ HAc- $1.0\ mol \cdot L^{-1}$ NaAc		

（2）缓冲容量与缓冲比的关系　取两只小烧杯，按表 2-14 所示的量，分别用量筒量取所需量的 $0.05mol\cdot L^{-1}$ $NaHCO_3$ 和 $0.05mol\cdot L^{-1}$ Na_2CO_3，配制不同缓冲比的缓冲溶液。用酸度计测其 pH 值。然后分别用吸量管吸取 $0.1mol\cdot L^{-1}$ $NaOH$ 溶液 1.00mL 加入两个烧杯中，再测其 pH 值，将结果记录于表 2-14，解释原因。

表 2-14　pH 变化记录表

缓冲溶液	体积/mL	[B]/[A]	pH 值	加碱后 pH 值	ΔpH 值
$0.05mol\cdot L^{-1}$ $NaHCO_3$-	6.0				
$0.05mol\cdot L^{-1}$ Na_2CO_3	6.0				
$0.05mol\cdot L^{-1}$ $NaHCO_3$-	10.0				
$0.05mol\cdot L^{-1}$ Na_2CO_3	2.0				

五、思考题

1. 用 Henderson-Hasselbalch 方程计算的 pH 值为何是近似的？应如何校正？

2. 若把本实验步骤 3（2）中的组分体积比从 5∶1 改为 1∶5，则加入同样量的 NaOH 后，ΔpH 值是否相同？

一、实验目的

1. 了解熔点测定的基本原理及应用。
2. 掌握熔点的测定方法和温度计的校正方法。

二、实验原理

熔点是指在一个大气压下，固体化合物固相与液相平衡时的温度，这时固相和液相蒸气压相等。纯净的固体有机化合物，一般有一个固定的熔点。图 2-15 表示一个纯净化合物吸热时温度与时间之间的关系。当以恒定速率供给热量时，在一段时间内温度上升，固体不熔。当固体开始熔化时，有少量液体出现，固-液两相之间达到平衡，继续供给热量使固相不断转变为液相，两相间维持平衡，温度不会上升，直至所有固体都转变为液体，温度才上升。反过来，当冷却一种纯化合物液体时在一段时间内温度下降，液体未固化。当开始有固体出现时，温度不会下降，直至液体全部固化后，温度才会再下降，所以纯净化合物的熔点和凝固点是一致的。

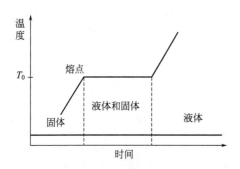

图 2-15　化合物吸热时温度与时间的关系

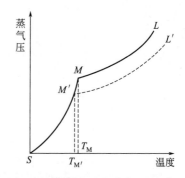

图 2-16　物质温度与蒸气压的关系

因此，要得到正确的熔点，就需要足够量的样品、恒定的加热速率和足够的平衡时间，以建立真正的固液之间的平衡。但实际上科研工作者一般情况下不可能获得这样大量的样品。而微量法仅需极少量的样品，操作又方便，故广泛采用微量法。但是微量法不可能达到真正的两相平衡，所以不管是毛细管法，还是各种显微电热法的结果都是一个近似值。

在微量法中应该观测到初熔和全熔两个温度，这一温度范围称为熔程。物质温度与蒸气压的关系如图 2-16 所示，曲线 SM 代表固相的蒸气压随温度的变化，ML 是液体蒸气压随温度变化的曲线，两曲线相交于 M 点。在这特定的温度和压力下，固液两相并存，这时的温度 T_M 即为该物质的熔点。当温度高于 T_M 时，固相全部转变为液相；低于

T_M 值时，液相全转变为固相。只有固液相并存时，固相和液相的蒸气压是一致的。一旦温度超过 T_M（甚至只有几分之一度时），只要有足够的时间，固体就可以全部转变为液体，这就是纯净的有机化合物有敏锐熔点的原因。因此，在测定熔点的过程中，当温度接近于熔点时，加热速度一定要慢。一般每分钟升温不能超过 $1\sim2℃$。只有这样，才能使熔化过程近似于相平衡条件，精确测得熔点。纯物质熔点敏锐，微量法测得的熔程一般不超过 $0.5\sim1℃$。

根据 Raoult 定律，当含有非挥发性杂质时，液相的蒸气压将降低。此时的液相蒸气压随温度变化的曲线 $M'L'$ 在纯化合物曲线之下。固-液相在 M' 点达平衡，熔点降低，杂质越多，化合物熔点越低（见图 2-16）。一般有机化合物的混合物显示这种性质。

利用化合物中混有杂质时熔点降低、熔程变长的性质可进行化合物的鉴定，这种方法称作混合熔点法。当测得一未知物的熔点同已知某物质的熔点相同或相近时，可将该已知物与未知物混合，测量混合物的熔点，至少要按 $1:9$、$1:1$、$9:1$ 这三种比例混合。若它们是相同化合物，则熔点值不降低；若是不同的化合物，则熔点降低，且熔程变长。

三、实验仪器与试剂

仪器：提勒管，毛细管，温度计，酒精灯，显微熔点仪，研钵。
试剂：尿素，苯甲酸，尿素与苯甲酸混合物。

四、实验步骤

1. 毛细管法

毛细管法是最常用的熔点测定法，装置如图 2-17 所示，操作步骤如下。

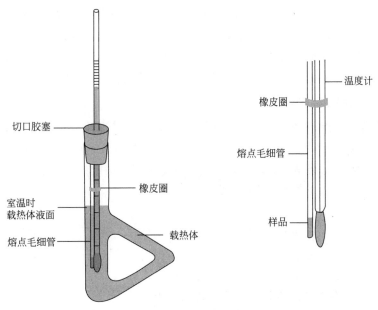

图 2-17　毛细管法测熔点

第一步，将 1mm×100mm 毛细管一端在酒精灯上转动加热，烧熔封闭。

第二步，取少许干燥的粉末状样品放在表面皿上研细后堆成小堆，将熔点管开口端插入样品中，装入少量粉末。使熔点管从一根高 50～60cm 的玻璃管中落到表面皿上，多重复几次，使样品装填紧密。否则，装入样品如有空隙，则传热不均匀，影响测定结果。最后装入 2～3mm 高样品。

第三步，向提勒（Thiele）管（又称 b 形管）中装入载热体（可根据所测物质的熔点选择，一般用甘油、液体石蜡、硫酸、硅油等），液面略高于上支管。

第四步，用乳胶圈把毛细管捆在温度计上，毛细管中的样品应位于水银球的中部，有缺口的木塞或橡皮塞作支撑套入温度计放到提勒管中，并使水银球处在提勒管的两叉口中部。

第五步，连好装置，加热。载热体被加热后在管内呈对流循环，使温度变化比较均匀。

在测定已知熔点的样品时，可先以较快速度加热，在距离熔点约 10℃ 时，应以 1～2℃·min^{-1} 的速度加热，愈接近熔点，加热速度愈慢，直到测出熔程。在测定未知熔点的样品时，应先粗测熔点的范围，再如上述方法细测。测定时，应观察和记录样品突然塌落（有微量液相产生）时的温度读数（初熔），以及样品完全熔化变为透明液体时的温度（全熔），所得数据即为该物质的熔程。还要观察和记录在加热过程中是否有萎缩、变色、发泡、升华及炭化等现象，以供分析参考。

熔点测定至少要有两次重复数据。每次要用新毛细管重新装入样品。

2. 显微熔点仪测定熔点

特点是使用样品量少（2～3 颗小结晶），可测量熔点范围为室温至 300℃ 的样品，可观察晶体在加热过程中的变化情况，如结晶水的失水、多晶的变化及分解。

其具体操作如下：在洁净且干燥的载玻片上放微量晶粒并盖一片载玻片，放在加热台上调节反光镜、物镜和目镜，使显微镜焦点对准样品，开启加热器。先快速后慢速加热，温度快升至熔点时，控制温度上升的速度为 1～2℃·min^{-1}。当样品开始有液滴出现时，表示熔化已开始，记录初熔温度。样品逐渐熔化直至完全变成液体，记录全熔温度。

3. 数字熔点仪测定熔点

特点是可测量熔点范围为室温至 300℃ 的样品，测量准确（数字温度显示最小读数 0.1℃；小于 200℃ 范围内：±0.5℃，200～300℃ 范围内：±0.8℃）。

工作原理：物质在结晶状态时反射光线，在熔融状态时透射光线。因此，物质在熔化过程中随着温度的升高会产生透光率的跃变。

操作步骤如下。

① 升温控制开关扳至外侧，开启电源开关，稳定 20min。此时，保温灯、初熔灯亮，电表偏向右方，初始温度为 50℃ 左右。

② 通过拨盘设定起始温度，通过起始温度按钮，输入此温度，此时预置灯亮。

③ 选择升温速率：将波段开关扳至需要的位置。

④ 当预置灯熄灭时，起始温度设定完毕，可插入样品毛细管。此时电表基本指零，初熔灯熄灭。

⑤ 调零，使电表完全指零。

⑥ 按动升温钮，升温指示灯亮。

⑦ 数分钟后，初熔灯先闪亮，然后出现终熔读数显示，欲知初熔读数按初熔钮即得。

4. 温度计校正

一般新购来的温度计，使用前需对其进行校正。校正方法如下。

（1）比较法

选一只标准温度计与要进行校正的温度计在同一条件下测定温度，比较其指示的温度值。

（2）定点法

选择数种已知准确熔点的标准样品，测定它们的熔点，以实验测定的熔点（t_2）为纵坐标，与标准样准确熔点（t_1）之差（Δt）作横坐标作图，如图 2-18 所示从图中求得校正后的温度值，例如测得的温度为 $100\,℃$，则校正后应为 $101.30\,℃$。

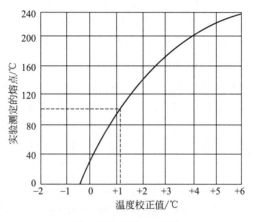

图 2-18　温度校正图

五、思考题

1. 如果一个未知样品的熔点与某已知物的熔点相同，如何判定二者是否为同一物质？

2. 从节约时间和能源的角度，如何安排该实验的三种方法的测量顺序更合理？

3. 样品装填紧密的主要措施有哪些？

实验九　常压蒸馏及沸点的测定

一、实验目的

1. 掌握蒸馏的原理、装置及操作方法。
2. 基本了解常压下测定液体沸点的操作技术。

二、实验原理

蒸馏指利用液体混合物中各组分挥发性的差异而将组分分离的传质过程。该过程是将液体加热沸腾产生的蒸气导入冷凝管，使之冷却凝结成液体，包括蒸发、冷凝两大部分。通过蒸馏可除去不挥发性杂质，可分离沸点差大于 20℃ 的液体混合物，还可以测定纯液体物质的沸点及定性检验液体物质的纯度。常说的蒸馏指常压蒸馏。

将液体加热时，其蒸气压随温度的升高而不断增大。当液体的蒸气压增大至与外界施加给液体的总压力（通常是大气压力）相等时，就有大量气泡不断地从液体内部溢出，即液体沸腾，此时的温度称为液体的沸点。纯物质在一定压力下具有恒定的沸点，它是一种重要的物理常数，一般物质的沸点变动范围（沸程或沸点距）很小，为 0.1～2.0℃。但是具有恒定沸点的液体不一定都是纯净物，因为某些物质常和其他组分形成二元或三元共沸混合物（恒沸物），如乙醇-水、丙酮-氯仿等，它们也有恒定的沸点。沸点测定不能作为液体物质纯度的唯一标准。若有杂质掺入，沸点则会发生降低或升高的现象，并且在蒸馏过程中沸点会逐渐变化。因此，测定沸点可检验物质的纯度。沸点的测定通常就在物质的蒸馏提纯过程中附带进行（常量法）。恒沸物在沸腾时产生的蒸气与液体本身有着完全相同的组成，所以共沸物是不可能通过常规的蒸馏或分馏加以分离的。测定纯液态物质的沸点通常也用微量法。

乙醇（C_2H_5OH）为无色透明液体，沸点 78.5℃，可和水任意混溶。稀酒精蒸馏时，由于乙醇挥发性较大，蒸气中乙醇含量增高，因而可借助蒸馏法提高酒精浓度。但蒸馏法只能获得 95% 乙醇，95% 乙醇为一恒沸物，沸点 78.2℃，不能借助普通蒸馏法获得无水乙醇。

三、实验仪器与试剂

仪器：电热套，酒精灯，150℃温度计，普通蒸馏装置，锥形瓶 2 个，长颈玻璃漏斗，量筒（100mL、20mL），沸石，提勒管，$\phi1mm$ 和 $\phi3\sim4mm$ 毛细管，橡胶圈，铁圈。

试剂：无水乙醇，蒸馏水，凡士林。

四、实验步骤

（1）蒸馏装置安装
常压蒸馏装置主要由蒸馏瓶、温度计、冷凝管、接液管和接收瓶等组成。常压蒸馏最常用的装置如图 2-19 所示，注意温度计水银球的位置。

安装仪器前，首先选择规格合适的仪器。安装的顺序是先从热源处开始，按"由下而上，由左到右"的顺序，依次安放铁架台、蒸馏瓶等。蒸馏瓶用铁夹垂直夹好。安装冷凝管时，应先调整好位置，使其与蒸馏瓶支管同轴，然后松开冷凝管铁夹，使冷凝管沿此轴转动和蒸馏瓶相连。铁夹不应夹得太紧或太松，以夹住后稍用力尚能转动为宜。铁夹内要垫有橡皮等软物质，以免夹破仪器。整个装置要求准确端正，无论从正面或侧面观察，全套装置中各仪器的轴线都要在同一平面内。

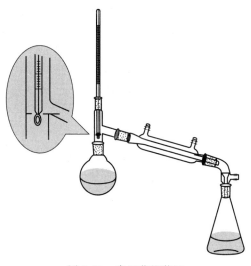

图 2-19　常压蒸馏装置

（2）加料

取下温度计，通过长颈玻璃漏斗倒入约 30mL 75% 乙醇于蒸馏瓶中（注意不能使液体从支管流出）。加入几粒沸石[1]，塞好温度计（水银球的上端应与蒸馏头支管的底边平齐），检查仪器的各部分连接是否紧密和妥善。

（3）加热

接通冷凝水[2]，加热。注意观察蒸馏瓶里的现象和温度上升的情况。加热一段时间后，液体沸腾，蒸气上升。上升到温度计水银球时，温度计水银柱急剧上升。此时应控制加热速度，使蒸气不要立即冲至蒸馏瓶的支管[3]。待温度稳定后，再稍加大加热速度，控制馏出液滴以每秒 1～2 滴为宜。整个蒸馏过程中，水银球应始终湿润。

（4）沸点观察及馏出液收集

蒸馏前准备两个锥形瓶作为接收器，温度稳定前的馏分，常为沸点较低的液体。待温度趋稳定后，蒸出的物质就是较纯的物质。此时更换另一洁净干燥的接收器，记下此时第一滴液体滴下时温度计的读数，即为初沸。继续观察温度计示数，记录温度计示数上升最慢时的温度，即全沸[4]。前后两次读数即为乙醇的沸程。

（5）仪器拆除

待温度计示数再次明显上升时，乙醇蒸馏完毕，先停止加热，稍冷后停止通水，拆除仪器。仪器拆除的顺序和装配时相反，先拆除接收器，然后依次拆下接收管、冷凝管和蒸馏瓶等。相关样品分别进行回收处理。

五、注意事项

[1] 沸石必须在加热前加入。如加热前忘记加入；补加时必须先停止加热，待被蒸物冷至沸点以下方可加入。若在液体达到沸点时投入沸石，会引起猛烈的暴沸，部分液体可能冲出瓶外，引起烫伤或火灾。如果沸腾中途停止过，在重新加热前应加入新的沸石。

[2] 冷却水流速以能保证蒸气充分冷凝为宜，通常只需保持缓缓水流即可。

[3] 蒸馏时的速度不能太快，否则易在蒸馏瓶的颈部造成过热现象或冷凝不完全，使

由温度计读得的沸点偏高；同时蒸馏也不能进行得太慢，否则由于温度计的水银球不能为蒸出液蒸气充分浸润而使温度计上所读得的沸点偏低或不规则。

［4］为了准确记录数据及详细了解物质在沸腾区域的温度变化，需从蒸气上升开始，每隔 20s 记录一次数据，着重记录下第一滴液滴滴下时的温度，直到温度计示数显著上升为止。同时，画出温度-时间曲线，在曲线上找出全沸温度。

六、思考题

1. 蒸馏前为什么要加入沸石？
2. 实验后的各种物质如何处理更合理？

实验十　减压蒸馏

一、实验目的

1. 了解减压蒸馏的基本原理。
2. 熟悉减压蒸馏的主要仪器设备。
3. 掌握减压蒸馏操作。

二、实验原理

减压蒸馏适用于在常压下沸点较高及常压蒸馏时易发生分解、氧化、聚合等反应的热敏性有机化合物的分离提纯。一般把低于一个大气压的气态空间称为真空，因此，减压蒸馏也称真空蒸馏。

液体的沸点与外界施加于液体表面的压力有关，随着外界施加于液体表面的压力的降低，液体沸点下降。沸点与压力的关系可近似地用下式表示：

$$\lg p = A + \frac{B}{T}$$

式中　p——液体表面的蒸气压；

　　T——溶液沸腾时的热力学温度；

　A，B——常数。

如果用 $\lg p$ 为纵坐标，$1/T$ 为横坐标，可近似得到一条直线。从二元组分已知的压力和温度，可算出 A 和 B 的数值，再将所选择的压力代入上式即可求出液体在这个压力下的沸点。

压力对沸点的影响还可以作如下估算：

① 从大气压降至 3332Pa（25mmHg）时，高沸点（250～300℃）化合物的沸点随之下降 100～125℃左右；

② 当气压在 3332Pa（25mmHg）以下时，压力每降低一半，沸点下降 10℃。

对于具体某个化合物减压到一定程度后其沸点是多少，可以查阅有关资料，但更重要的是通过实验来确定。

图 2-20 是常用的减压蒸馏装置，由蒸馏、减压、保护装置及测压装置四部分组成。

① 蒸馏部分　由蒸馏瓶（A）、克氏蒸馏头（C）、温度计、毛细管（D）、直形冷凝器、真空接引管（若要收集不同馏分而又不中断蒸馏，则可采用三叉燕尾管）以及接液瓶（B）等组成。毛细管的作用是使沸腾均匀稳定，其长度恰好伸其下端距离瓶底 1～2mm。

② 抽气部分　实验室通常用油泵或水泵进行减压。

③ 保护部分　当用油泵进行减压时，为了防止易挥发的有机溶剂、酸性物质和水汽进入油泵，必须在馏液接收器与油泵之间顺次安装安全瓶（E）、冷却阱和几种吸收塔，以免污染油泵用油，腐蚀机件。冷却阱置于盛有冷却剂的广口保温瓶中，冷却剂的选择随

需要而定，可用冰-水、冰-盐、干冰等，吸收塔（干燥塔）通常设两个，前一个装无水氯化钙（或硅胶），后一个装粒状氢氧化钠。有时为了吸除有机溶剂，可再加一个石蜡片吸收塔。最后一个吸收塔与油泵相接。

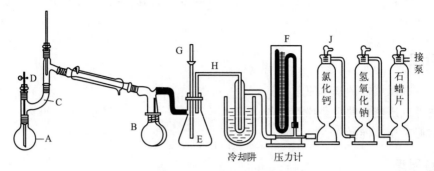

图 2-20　常用减压蒸馏装置

④ 测压部分　实验室通常采用水银压力计来测量减压系统的压力。水银压力计有封闭式和开口式两种。

减压蒸馏操作要点如下。

① 减压蒸馏时，蒸馏瓶和接收瓶均不能使用不耐压的平底仪器（如锥形瓶、平底烧瓶等）和薄壁或有破损的仪器，以防由于装置内处于真空状态，外部压力过大而引起爆炸。

② 减压蒸馏的关键是装置密封性要好，因此在安装仪器时，应在磨口接头处涂抹少量真空脂，以保证装置密封和润滑。温度计一般用一小段乳胶管固定在温度计套管上。

③ 仪器装好后，应空试系统是否密封。具体方法：泵打开后，将安全瓶上的放空阀（G）关闭，拧紧毛细管上的螺旋夹，待压力稳定后，观察压力计（表）上的读数是否到了最小或是否达到所要求的真空度。如果没有，说明系统内漏气，应进行检查；检查时首先将真空接引管与安全瓶连接处的橡胶管折起来用手捏紧，观察压力计（表）的变化，如果压力马上下降（即真空度增加），说明装置内有漏气点，应进一步检查装置，排除漏气点；如果压力不变，说明自安全瓶以后的系统漏气，应依次检查安全瓶和泵，并加以排除或请指导老师排除；漏气点排除后，应再重新空试，直至压力稳定并且达到所要求的真空度时，方可进行下面的操作。

④ 减压蒸馏时，加入待蒸馏液体的量不能超过蒸馏瓶容积的 1/2。待压力稳定后，蒸馏瓶内液体中有连续平稳的小气泡通过。由于减压蒸馏时一般液体在较低的温度下就可蒸出，因此，加热不要太快。当馏头蒸完后换另一接收瓶开始接收正馏分，蒸馏速度控制在每秒 1～2 滴。在压力稳定及化合物较纯时，沸程应控制在 1～2℃ 范围内。

⑤ 停止蒸馏时，应先将加热器关闭并撤走，待稍冷却后，调松毛细管上的螺旋夹，慢慢打开安全瓶上的放空阀，使压力计（表）恢复到零的位置，再关泵。否则由于系统中压力低，会发生油或水倒吸回安全瓶或冷阱的现象。

⑥ 为了保护油泵系统和泵中的油，在使用油泵进行减压蒸馏前，应将低沸点的物质先用简单蒸馏的方法除去，必要时可先用水泵进行减压蒸馏。加热温度以产品不分解为准。

三、实验仪器与试剂

仪器：圆底烧瓶，蒸馏头，冷凝管，尾接管，温度计，锥形瓶等。

试剂：苯胺或蒸馏水。

四、实验步骤

取两个 25mL 圆底烧瓶分别作为减压蒸馏瓶和接收瓶，按照图 2-20 安装仪器，称取 10g（约 9.6mL）苯胺，进行减压蒸馏，真空度控制在 2.66～5.32kPa。收集沸点范围一般不超过所预期的温度±1℃。得纯苯胺 9.6g。

纯苯胺 bp184.13℃，n_D^{20}1.5863。

五、思考题

1. 何谓减压蒸馏？适用于什么体系？
2. 为什么减压蒸馏时要保持缓慢而稳定的蒸馏速度？
3. 用锥形瓶作减压蒸馏的接收瓶行不行？为什么？

实验十一　萃取

一、实验目的

1. 学习萃取的基本原理。
2. 掌握萃取的操作方法。

二、实验原理

萃取是有机化学实验中用来提取或纯化有机化合物的常用操作之一。应用萃取可以从固混合物中提取所需要的物质，也可以用来洗去混合物中少量杂质。通常前者称为萃取，后者称为"洗涤"。按萃取两相的不同，萃取可分液-液萃取、液-固萃取、汽-液萃取。

利用化合物在两种互不相溶（或微溶）的溶剂中溶解度或分配系数的不同，可使某一化合物从一种溶剂部分地分配到另一溶剂中。经过若干这样的分配过程，把绝大部分的该化合物提取出来。组分在两相之间的平衡关系是萃取过程的热力学基础，它决定过程的方向，是推动力和过程的极限。

简单萃取过程为：将萃取剂加入混合液中，使其互相混合，因溶质在两相间的分配未达到平衡，而溶质在萃取剂中的平衡浓度高于其在原溶液中的浓度，于是溶质从混合液向萃取剂中扩散，使溶质与混合液中的其他组分分离，因此，萃取是两相中的传质过程。溶质 A 在两相间的平衡关系可以用平衡常数 K 来表示。

$$K = \frac{c_A}{c_B}$$

式中，c_A、c_B 分别为一种化合物在互不相溶的两液相 A 和 B 中的浓度；K 为常数，称为分配系数，可将其近似地看作溶质在两液相中的溶解度之比。

有机化合物在有机溶剂中的溶解度一般比在水中的溶解度大，故可将其从水溶液中萃取出来，但若想一次就把所需化合物完全萃取出来是不可能的（除非分配系数极大），必须重复萃取数次。可以根据分配定律的关系推算出经萃取后化合物的剩余量。

设 V 为原溶液（水）的体积；m_0 为萃取前化合物的总量，m_1、m_2、m_n 分别为萃取一次、两次、n 次后化合物的剩余量；S 为萃取溶剂的体积。

经一次萃取，原溶液中该化合物的浓度为 m_1/V，萃取溶液中含该化合物的浓度为 $(m_0 - m_1)/S$，两者之比等于 K，即

$$\frac{m_1/V}{(m_0 - m_1)/S} = K$$

整理后得

$$m_1 = m_0 \frac{KV}{KV + S}$$

同理，经二次萃取后，则有

$$\frac{m_2/V}{(m_1-m_2)/S}=K$$

即

$$m_2=m_1\frac{KV}{KV+S}=m_0\left(\frac{KV}{KV+S}\right)^2$$

因此，经 n 次萃取后

$$m_n=m_0\left(\frac{KV}{KV+S}\right)^n$$

当用一定量溶剂萃取时，希望化合物在原溶液（水）中的剩余量越少越好，因上式 $KV/(KV+S)$ 恒小于 1，所以 n 越大，m_n 就越小；也就是说把溶剂分成几份做多次萃取比用全部量的溶剂做一次萃取为好。

例如，在 100mL 水中含有 4g 正丁酸的溶液，在 15℃ 时用 100mL 苯萃取，已知在 15℃ 时正丁酸在水和苯中的分配系数 $K=1/3$，用 100mL 苯一次萃取和分三次萃取的结果如下：

一次萃取后正丁酸在水中的剩余量为：

$$m_1=4\times\frac{1/3\times100}{1/3\times100+100}=1.00(g)$$

分三次萃取后正丁酸在水中的剩余量为：

$$m_3=4\times\left(\frac{1/3\times100}{1/3\times100+100/3}\right)^3=0.5(g)$$

可以看出，用 100mL 苯一次萃取可以提出 3.0g 的正丁酸，占总量的 75%，分三次萃取后可提出 3.5g，占总量的 87.5%。当萃取剂总量不变时，萃取次数增加，每次用萃取剂的量就要减少，当 $n>5$ 时，n 和 S 这两种因素的影响几乎抵消。再增加萃取次数，m_n/m_{n+1} 的变化很小。所以一般同体积溶剂分 3～5 次萃取即可。但是，上式只适用于萃取剂与原溶液不互溶的情况，对于萃取剂与原溶液部分互溶的情况，只能给出近似的预测结果。

萃取剂对萃取分离效果的影响很大，选择时应注意考虑以下几个方面。

（1）分配系数　被分离物质在萃取剂与原溶液两相间的平衡关系是选择萃取剂首先应考虑的问题。分配系数 K 的大小对萃取过程有着重要的影响。分配系数 K 大，表示被萃取组分在萃取相中的含量高，萃取剂用量少，溶质容易被萃取出来。

（2）密度　在液-液萃取中，两相间应保持一定的密度差，以利于两相的分层。

（3）界面张力　萃取体系的界面张力较大时，细小的液滴比较容易聚结，有利于两相的分离。但是界面张力过大，液体不易分散，难以使两相很好的混合；界面张力过小时，液体易分散，但易产生乳化现象使两相难以分离。因此，应从界面张力对两相混合与分层的影响来综合考虑，一般不宜选择界面张力过小的萃取剂。常用体系界面张力的数值可在文献中找到。

（4）黏度　萃取剂黏度低，有利于两相的混合与分层。

（5）其他　萃取剂应具有良好的化学稳定性，不易分解和聚合，一般选择低沸点溶剂，萃取剂应容易与溶质分离和回收，此外，其毒性、易燃易爆性、价格等因素也都应加以考虑。一般选择萃取剂时，难溶于水的物质用石油醚作萃取剂，较易溶于水的物质用苯或乙醚作萃取剂，易溶于水的物质用乙酸乙酯或类似的物质作萃取剂。

常用的萃取剂有乙醚、苯、四氯化碳、石油醚、氯仿、二氯甲烷、乙酸乙酯等。

萃取常用的仪器是分液漏斗。使用前应先检查下口活塞和上口塞子是否有漏液现象。在活塞处涂少量凡士林，旋转几圈将凡士林涂均匀。在分液漏斗中加入一定量的水，将上口塞塞子盖好，上下摇动分液漏斗中的水，检查是否漏水，确定不漏后再使用。将待萃取的原溶液倒入分液漏斗中，再加入萃取剂（如果是洗涤应先将水溶液分离后，再加入洗涤溶液），将塞子塞紧，用右手的拇指和中指拿住分液漏斗，食指压住上口塞子，左手的食指和中指压住下口管，同时，食指和拇指控制活塞。如图 2-21 所示。然后将漏斗放平，前后摇动或作圆周运动，使液体振动起来，两相充分接触。在振动过程中应注意不断放气，以免萃取或洗涤时，内部压力过大，造成漏斗的塞子被顶开，使液体喷出，严重时会造成漏斗爆炸，发生伤人事故。放气时，将漏斗的下口向上倾斜，使液体集中在漏斗的上部，用控制活塞的拇指和食指打开活塞放气，注意不要对着人，一般振动两三次就放一次气。经几次摇动放气后，将漏斗放在铁架台的铁圈上，将塞子上的小槽对准漏斗上的通气孔，静置 3～5min。待液体分层后，将萃取相倒出（即有机相），用新萃取剂继续萃取。重复以上操作过程，萃取完成后，加干燥剂进行干燥。干燥后，先将低沸点的物质和萃取剂用简单蒸馏的方法蒸出，然后视产品的性质选择合适的纯化手段。

当被萃取的原溶液量很少时，可采取微量萃取技术进行萃取。取一支离心分液管放入溶液和萃取剂，盖好盖子，用手摇动分液管或用滴管向液体中鼓气，使液体充分接触，并注意随时放气。静置分层后，用滴管将萃取相吸出，在萃取相中加入新的萃取剂继续萃取。

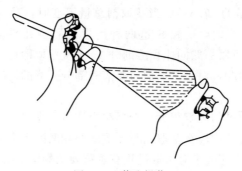

图 2-21　萃取操作

在萃取操作中应注意以下几个问题。

（1）分液漏斗中的液体不宜太多，以免摇动时影响液体接触而使萃取效果降低。

（2）液体分层后，上层液体由上口倒出，下层液体由下口经活塞放出，以免污染产品。

（3）溶液呈碱性时，常产生乳化现象。有时由于存在少量轻质沉淀，两液相密度接近、两液相部分互溶等都会引起分层不明显或不分层。此时，静置时间应长一些，或加入一些食盐，增加水相的密度，使絮状物溶于水中，迫使有机物溶于萃取剂中；或加入几滴酸、碱、醇等，以破坏乳化现象。如仍有絮状物，则分液时，应将其与萃取相（水层）一起放出。

（4）液体分层后应正确判断萃取相（有机相）和萃余相（水相），一般根据两相的密度来确定。如果一时判断不清，应将两相分别保存起来，待弄清后，再弃掉不要的液体。

三、实验仪器与试剂

仪器：圆底烧瓶，球形冷凝器，分液漏斗，烧杯。

试剂：苯甲酸，对甲苯胺，萘，乙醚，盐酸，氢氧化钠，饱和食盐水。

四、实验步骤

用萃取法分离苯甲酸、对甲苯胺和萘的混合物。

对甲苯胺具有碱性，苯甲酸具有酸性，萘既不显酸性也不显碱性。因此，可先将三种物质的固体溶于乙醚，然后分别用盐酸萃取对甲苯胺，用氢氧化钠的水溶液萃取苯甲酸。

首先，分别称取对甲苯胺、苯甲酸、萘各 3g，置于 125mL 圆底烧瓶中，加入 60mL 乙醚，圆底烧瓶上安装球形冷凝器，加热回流，使固体溶解。待固体完全溶解后，冷却。将此乙醚液倒入 250mL 的分液漏斗中，然后依次用 20mL 5％HCl 萃取对甲苯胺三次，合并萃取酸液。将萃取酸液置于 125mL 的分液漏斗中，分别用 15mL 乙醚萃取其中的苯甲酸和萘两次，萃取的乙醚溶液移入前分液漏斗中与醚溶液合并。萃取所得的酸液在小烧杯中慢慢加入 NaOH 中和至碱性，固体有析出，抽滤得对甲苯胺。

上面的醚溶液分别用 20mL 5％NaOH 萃取三次，合并碱萃取液，将其倒入 125mL 的分液漏斗中，分别用 15mL 乙醚萃取碱液中的萘两次，将所得的醚液与上面的醚液合并，所得的碱液用浓盐酸中和至酸性，固体有析出，抽滤得苯甲酸。

所得到的醚溶液分别用 20mL 饱和食盐水洗涤两次，然后用蒸馏水洗至中性。将醚液移入 250mL 烧瓶中，蒸出大部分乙醚，有固体萘析出，取出自然晾干。

所得到的对甲苯胺、苯甲酸、萘分别进行重结晶。测其熔点。

五、思考题

1. 用分液漏斗萃取时，为什么要放气？
2. 用分液漏斗分离两相液体时，应如何分离？为什么？

实验十二　旋光度的测定

一、实验目的

1. 掌握比旋光度的概念及表示方法。
2. 熟悉旋光仪的原理和使用方法。

二、实验原理

当一束单一的平面偏振光通过手性物质时，偏振光的振动方向会发生改变，此时光的振动面旋转一定的角度，这种现象称为物质的旋光现象。物质的这种使偏振光的振动面旋转的性质叫作旋光性。许多有机化合物，尤其是来自生物体内的大部分天然产物，如氨基酸、生物碱和碳水化合物等，都具有旋光性。凡是具有旋光性的物质叫作旋光物质或光学物质。由于旋光物质使偏振光振动面旋转时可以右旋（记作"＋"），也可以左旋（记作"－"），所以旋光物质又可分为右旋物质和左旋物质。

物质使偏振光振动面旋转的角度和方向称为旋光度，常以 α 表示。旋光度是旋光物质的一种物理性质，它的大小除取决于被测分子的立体结构外，还受到测定溶液的浓度、偏振光、通过溶液的厚度（旋光管的长度）以及温度、偏振光的波长等因素的影响。

物质的旋光性一般用比旋光度表示，符号为 $[\alpha]_\lambda^t$，与旋光度的关系如下：

$$纯液体的比旋光度 = [\alpha]_\lambda^t = \alpha/(Ld)$$

$$溶液的比旋光度 = [\alpha]_\lambda^t = \alpha/(Lc)$$

式中，$[\alpha]_\lambda^t$ 表示温度为 t、光源波长为 λ 时的旋光度，光源用钠光时，用 $[\alpha]_D^t$ 表示；t 为测定时的温度；λ 为光源的光波长，一般用钠光，λ 为 589.3nm；α 为旋光度；d 为密度，$g \cdot mL^{-1}$；L 为旋光管的长度，dm；c 为质量浓度，$g \cdot mL^{-1}$。

比旋光度是物质特性常数之一，测定比旋光度可以判定旋光性物质的纯度和种类。

测定旋光度所用仪器为旋光仪。目前常用的有目测旋光仪和自动旋光仪。

1. 目测旋光仪

（1）基本原理

基本构造及外观结构见图 2-22。

光源为钠光灯，发出的波长为 589.3nm 的单色光（钠光）。起偏镜是尼科尔（Nicol）棱镜，作用是使自然光通过后产生所需的平面偏振光。当偏振光通过盛有旋光性物质的旋光管后，因物质的旋光性使偏振光不能通过第二个棱镜（检偏镜），必须将检偏镜扭转一定角度后才能通过，因此要调节检偏镜进行配光。为了利于观察，人们在起偏镜后面加上一块半阴片。半阴片是由石英和玻璃构成的圆形透明片。当偏振光通过石英片时，由于石英有旋光性，把偏振光旋转了一个角度。因此，通过半阴片的偏振光就变成振动方向不同的两部分，这两部分偏振光到达检偏镜时，通过调节检偏镜的晶轴，可以使三分视场出

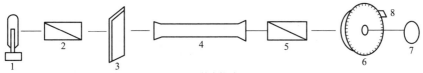

(a) 基本构造

1—光源；2—起偏镜；3—半阴片；4—盛液管；5—检偏镜；6—刻度盘；7—目镜；8—固定标

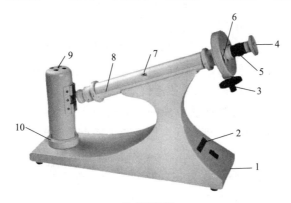

(b) 外观结构

1—底座；2—电源开关；3—度盘转动手轮；4—放大镜座；5—视度调节螺旋；6—度盘游标；7—镜筒盖；
8—镜筒；9—灯罩；10—灯座

图 2-22　目测旋光仪基本构造及外观结构

现图 2-23 的三种情况。

图 2-23(a) 表示视场左、右的偏振光可以透过，中间不能透过；图 2-23(b) 表示视场左、右的偏振光不能通过，而中间可以透过。调节检偏镜必然存在一种介于上述两种情况之间的位置，在三分视场中能够看到左、中、右明暗度相同而分界线消失，如图 2-23(c)所示，这一位置称为零点视场。该零点视场是瞬间的，稍转动检偏镜会改变为图 (a) 或图 (b)。应注意，当检偏镜旋转 180°时，还有一个亮度较强的假零点视场，该现象不是瞬间的。

该仪器采用双游标卡尺读数，以消除度盘偏心差，读数时应取平均值。

如图 2-24 所示，游标 0 刻度指在度盘 9 与 10 格之间，且游标第 6 格（数字 3）与度盘某一格完全对齐，故其读数为 $+9.30°$。

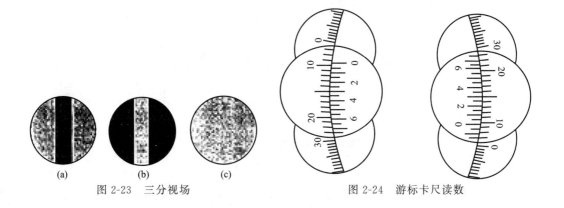

(a)　　　(b)　　　(c)

图 2-23　三分视场　　　　图 2-24　游标卡尺读数

（2）使用方法

① 开机　打开开关，5～10min 后，钠光灯发光正常（黄光），开始测定。

② 零点的校正　通常在正式测定前，均需校正仪器的零点。将充满蒸馏水的旋光管放入样品室（管中若有小气泡，应让气泡浮在凸颈处），旋转度盘转动手轮至目镜视野中出现零点视场，记下读数，重复测定五次；取其平均值即为仪器的零点值。

③ 样品的装填　旋光管一端的螺帽旋下，取下玻璃盖片（小心不要掉在地上摔碎！），然后将管竖直，管口朝上。用滴管注入待测溶液或蒸馏水至管口，并使溶液的液面凸出管口。小心将玻璃盖片沿管口方向盖上，把多余的溶液挤压溢出，使管内不留气泡，盖上螺帽。螺帽以旋到溶液流不出来为度，不宜旋得太紧，以免玻璃盖片产生张力，影响测定结果。装好后，将旋光管外部拭净，以免沾污仪器的样品室。

④ 测定旋光度　将充满待测样品溶液的旋光管放入旋光仪内（方向与校正零点时一致），重复五次测量，取平均值，即为观测值，减去零点值，即为该样品真正的旋光度。

⑤ 旋光方向的判定　方法一以 90°为界，小于 90°为右旋，大于 90°为左旋，记录值是用读数减去 180°；方法二采用改变旋光管的长度或样品的浓度进行分别测量，找出旋光度与旋光管的长度和样品浓度的关系，如为正比关系，则为右旋物质，若为反比关系，则为左旋物质。

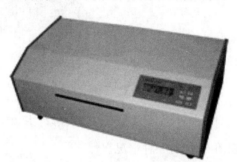

2. 自动旋光仪

（1）基本原理

自动旋光仪的外观结构见图 2-25。

图 2-25　自动旋光仪

仪器采用 20W 钠光灯作光源，由小孔光栅和物镜组成一个简单的点光源平行光，平行光经起偏镜变为平面偏振光，当偏振光经过有法拉第效应的磁旋线圈时，其振动平面产生 50Hz 的 β 角往复摆动，光线经过检偏振镜投射到光电倍增管上，产生交变的电信号，示意见图 2-26。

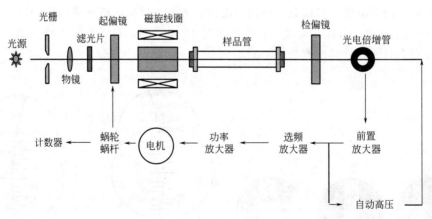

图 2-26　旋光仪的工作原理示意

（2）使用方法

① 打开电源开关，这时钠光灯应启亮，需经 10min 预热，发光稳定。

② 打开光源开关，使钠光灯在直流下点亮。若光源开光打开后，钠光灯熄灭，则再将光源开关上下重复打开1～2次。

③ 按测量键，处于待测状态（注意以后不可再按测量键）。

④ 将装有蒸馏水的旋光管放入样品室，盖上箱盖，待示数稳定后，按清零按钮。

⑤ 将充满待测样品溶液的旋光管按相同的位置和方向放入样品室内，盖好箱盖。仪器读数窗将显示出该样品的旋光度。

⑥ 逐次按复测按钮，重复读三次数，取平均值作为样品的测定结果。

⑦ 如样品超过测量范围，仪器在±45°处停止。取出样品，打开箱盖按回零按钮，仪器即自动转回零位。

⑧ 仪器使用完毕，应依次关闭光源、电源开关。

⑨ 钠光灯在直流供电系统出现故障不能使用时，仪器也可在钠光灯交流供电的情况下测试，但仪器的性能可能略有降低。

⑩ 当放入小角度样品（小于0.5°）时，示数可能变化，这时只要按复测按钮，就会出现新的数字。

三、实验仪器与试剂

仪器：目测旋光仪和自动旋光仪，旋光管。

试剂：$0.1g \cdot mL^{-1}$葡萄糖和果糖溶液。

四、实验步骤

1. 溶液样品的配制（提前一天配制）：准确称取样品糖10g，放入100mL容量瓶中，加入蒸馏水至刻度。配制的溶液应透明无机械杂质，否则应过滤。

2. 测定不同旋光度，同时记下旋光管的长度及溶液的浓度，然后计算其比旋光度，与文献值对照。

五、思考题

1. 有哪些因素影响物质的比旋光度？

2. 糖的溶液为何要放置一天后再测旋光度？

3. 某光学纯物质的比旋光度为+20°，试计算用2dm长的旋光管测定该物质的溶液（$0.2g \cdot mL^{-1}$）时旋光度是多少？

实验十三　折射率的测定

一、实验目的

1. 掌握折射率的概念及表示方法。
2. 熟悉阿贝折射仪的原理和使用方法。

二、实验原理

光在两种不同介质中的传播速度是不同的。光线从一种介质进入另一种介质，当它的传播方向与两种介质的界面不垂直时，则在界面处的传播方向发生改变，这种现象称为折射。

根据折射定律，波长一定的单色光在确定的外界条件下（温度、压力等），从一种介质 A 进入另一种介质 B 时，入射角 α 和折射角 β 的正弦之比与两种介质的折射率 N 与 n 成反比：

$$\sin\alpha / \sin\beta = n / N$$

当介质 A 为真空时，$N=1$，n 为介质 B 的绝对折射率，则有

$$\sin\alpha / \sin\beta = n$$

如果介质 A 为空气，$N_{空气}=1.00027$（空气的绝对折射率），则

$$\sin\alpha / \sin\beta = n / N_{空气} = n / 1.00027 = n'$$

式中，n' 为介质 B 的相对折射率。n 与 n' 数值相差很小，常以 n 代替 n'。但进行精密测定时，应加以校正。折射率与物质结构、光线的波长、温度及压力等因素有关，同熔点、沸点等物理常数一样，是化合物的重要数据。测定化合物的折射率与文献值对照，可以判断有机物的纯度，也可以初步鉴定未知物质。通常大气压的变化对折射率的影响不明显，只是在精密工作时才考虑。使用单色光要比白光时测得的 n 值更为精确，因此，常用钠光（D）（$\lambda=589\text{nm}$）作光源。测定温度可用仪器使之维持恒定值，如可在恒温水浴槽与折射仪间循环恒温水来维持。一般温度升高（或降低）1℃时，液体有机化合物的折射率就减少（或增加）$3.5\times10^{-4} \sim 5.5\times10^{-4}$。为了简化计算，常采用 4×10^{-4} 为温度变化常数。折射率表示为 n_D^{20}，即以钠光灯为光源，20℃时所测定的 n 值。

下面简要介绍阿贝（Abbe）折光仪的工作原理及使用方法。

1. 仪器工作原理

折光仪的基本原理即为折射定律

$$n_1 \sin\alpha = n_2 \sin\beta$$

式中，n_1、n_2 为交界面两侧的两种介质的折射率。

若光线从折射率较小的介质射入折射率大的介质时，入射角一定大于折射角。当入射角增大时，折射角也增大。设当入射角 $\alpha=90°$ 时，折射角达到最大值，用 β_0 表示，此折射角称为临界角。因此，当在两种界面上以不同角度射入光线时（入射角 α 为 $0°\sim90°$），

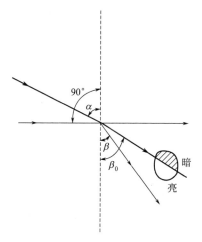

图 2-27 折射原理示意

光线经过折射率大的介质后，其折射角 $\beta < \beta_0$。其结果是大于临界角的部分不会有光，成为黑暗部分；小于临界角的部分有光，成为明亮部分，如图 2-27 所示。

根据下式可得：

$$n_1 = \frac{\sin\beta_0}{\sin\alpha}n_2 = n_2\sin\beta_0$$

因此，在固定一种介质后，临界角 β_0 的大小与被测物质的折射率成简单的函数关系，可以方便地求出另一种物质的折射率。

2. 阿贝折光仪的结构

阿贝折光仪的结构见图 2-28，其主要组成部分是两块直角棱镜，上面一块是光滑的，下面一块的表面是磨砂的，可以开启。左面是一个镜筒和刻度盘，刻有 1.300～1.7000 的刻度格子。右面也有一个镜筒，是测量望远镜，用来观察折射情况，筒内装有消色散镜。光线由反射镜反射入下面的棱镜，发生漫反射，以不同入射角射入两个棱镜之间的液层，然后再投射到上面棱镜光滑的表面上，由于它的折射率很高，一部分光线可以再经折射进入空气，达到测量镜，另一部分光线则发生全反射。调节转动手轮 2 可使测量镜中的视野达到要求。从读数镜中读出折射率。

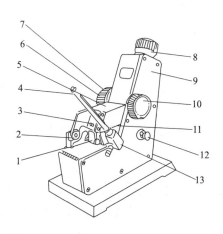

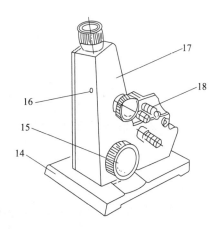

图 2-28 阿贝折光仪结构

1—反射镜；2—转轴；3—遮光板；4—温度计；5—进光棱镜座；6—色散调节手轮；7—色散值刻度圈；
8—目镜；9—盖板；10—锁紧手轮；11—折射标棱镜座；12—照明刻度盘聚光镜；13—温度计座；
14—底座；15—折射率刻度调节手轮；16—校正螺钉；17—壳体；18—恒温器接头

3. 阿贝折光仪的使用方法

① 仪器安装　将阿贝折光仪安放在明亮处，但应避免阳光的直接照射，以免液体试样受热迅速蒸发。用橡皮管将超级恒温槽与阿贝折光仪串联起来，使超级恒温槽中的恒温水通入棱镜夹套内，检查插入棱镜夹套中的温度计的读数是否符合要求 [一般选用（20.0±0.1）℃或（25.0±0.1）℃]。

②　加样　松开锁钮，开启辅助棱镜，使其磨砂的斜面处于水平位置，用滴管加入少量丙酮清洗镜面，并用擦镜纸将镜面擦干净。待镜面洗净干燥后，滴加数滴（2～3滴）试样于辅助棱镜的磨砂镜面上，迅速闭合辅助棱镜，旋紧锁钮。若挥发性很大的样品，则可在合上辅助棱镜后再由棱镜的加液槽滴入试样，然后闭合二棱镜，旋紧锁钮。

③　对光　转动手轮，使刻度盘标尺上的示值为最小，调节反射镜，使入射光进入棱镜组。同时，从测量望远镜中观察，使视场最亮。调节目镜，使十字线清晰明亮。

④　粗调　转动手轮，使刻度盘标尺上的示值逐渐增大，直至观察到视场中出现彩色光带或黑白分界线为止。

⑤　消色散　转动消色散手轮，使视场内出现一清晰的明暗分界线。

⑥　精调　再仔细转动手轮，使分界线正好处于十字线交点上，三线相交。

⑦　读数　从读数望远镜中读出刻度盘上的折射率数值，常用的阿贝折光仪可读至小数点后的第四位。为了使读数准确，一般应将试样重复测量三次，每次相差不得大于0.0002，然后取平均值。

⑧　测量结束　打开棱镜，用擦镜纸擦净镜面。

4. 阿贝折光仪的使用注意事项

阿贝折光仪是一种精密的光学仪器，使用时应注意以下几点。

①　阿贝折光仪最关键的部分是一对棱镜，使用时应注意保护棱镜，擦镜面时只能用擦镜纸而不可用滤纸等。加试样时切勿将管口触及镜面。滴管口要烧光滑，以免不小心碰到镜面造成刻痕。对于酸、碱等腐蚀性液体，不得使用阿贝折光仪。

②　试样不宜加得太多，一般只需滴入 2～3 滴，铺满一薄层即可。

③　要保持仪器清洁，注意保护刻度盘。每次实验完毕，要用柔软的擦镜纸擦净。干燥后放入箱中，镜上不准有灰尘。

④　读数时，有时在目镜中看不到半明半暗界线，而是畸形的，这是由于棱镜间未曾充满液体；若出现弧形光环，则可能是有光线未经过棱镜而直接照射在聚光透镜上。

⑤　若液体折射率不在 1.3～1.7 范围内，则阿贝折光仪不能测定，也看不到明暗界线。

⑥　长期使用，刻度盘的标尺零点可能会移动，需加以校正。校正的方法是，用一已知折射率的液体，一般是用纯水，按上述方法进行测定，其标准值与测定值之差即为校正值。亦可使用专用调节器直接调节目镜前面凹槽中的调节螺丝。只要先将刻度盘读数与标准液体的折射率对准，再转动调节螺丝，直至临界线与十字线三线相交于一点，仪器就校正完毕。

三、实验仪器与试剂

仪器：阿贝折光仪。

试剂：蒸馏水，乙醇，丙酮，乙酸乙酯，花生油。

四、实验步骤

按阿贝折光仪的使用方法，重复两次测得纯水的平均折射率，并与纯水标准值对照，可求得折光仪的校正值。然后以同样的方法测定乙醇、丙酮、乙酸乙酯、花生油的折射率。

纯水标准值：n_D^{20} 1.3330。

五、思考题

1. 有哪些因素影响物质的折射率？
2. 使用阿贝折光仪有哪些注意事项？

实验十四 薄层色谱

一、实验目的

1. 学习薄层色谱的原理与应用。
2. 掌握薄层色谱的操作技术。

二、实验原理

薄层色谱简称 TLC，它是一种固-液吸附色谱的形式，与纸色谱、柱色谱的原理和分离过程相似。TLC 中的流动相沿着薄板上的吸附剂向上移动。另外，薄层色谱最大的优点是：需要的样品少，展开速度快，分离效率高。TLC 常用于有机物的鉴定和分离，如通过与已知结构的化合物相比较，可鉴定有机混合物的组成。在有机化学反应中可以利用薄层色谱对反应进行跟踪。在柱色谱分离中，经常利用薄层色谱来确定其分离条件和监控分离的过程。薄层色谱不仅可以分离少量样品（几微克），也可以分离较多的样品（可达500mg），特别适用于挥发性较低，或在高温下易发生变化而不能用气相色谱进行分离的化合物。

在 TLC 中所用的吸附剂颗粒比柱色谱中要小得多，一般为 260 目以上。当颗粒太大时，表面积小，吸附量少，样品随展开剂移动速度快，斑点扩散较大，分离效果不好；当颗粒太小时，样品随展开剂移动速度慢，斑点不集中，效果不好。

薄层色谱所用的硅胶有多种：硅胶 H 不含黏合剂；硅胶 G（Gypsum 的缩写）含黏合剂（煅石膏）；硅胶 GF_{254} 含有黏合剂和荧光剂，可在波长 254nm 紫外线下发出荧光，硅胶 HF_{254} 只含荧光剂。同样，氧化铝也分为氧化铝 G、氧化铝 GF_{254} 及氧化铝 HF_{254}。氧化铝的极性比硅胶大，宜用于分离极性小的化合物。

黏合剂除煅石膏外，还可用淀粉、聚乙烯醇和羧甲基纤维素钠（CMC）。使用时，一般配成百分之几的水溶液。加黏合剂的薄板称为硬板，不加黏合剂的薄板称为软板。

1. 薄层板的制备

薄层板的制备方法有两种：一种是干法制板，另一种是湿法制板。干法制板常用氧化铝作吸附剂，将氧化铝倒在玻璃上，取直径均匀的一根玻璃棒，将两端用胶布缠好，在玻璃板上辊压，把吸附剂均匀地铺在玻璃板上。这种方法操作简便，展开快，但是样品展开点易扩散，制成的薄板不易保存。实验室最常用湿法制板。取 2g 硅胶 G，加入5～7mL 0.7％的羧甲基纤维素钠水溶液，调成糊状。将糊状硅胶均匀地倒在三块载玻片上，先用玻璃棒铺平，然后用手轻轻振动至平。大量铺板或铺较大板时，也可使用涂布器。

薄层板制备的好与坏直接影响色谱分离的效果，在制备过程中应注意以下几点。

① 铺板时，尽可能将吸附剂铺均匀，不能有气泡或颗粒等。

② 铺板时，吸附剂的厚度不能太厚，也不能太薄。太厚，展开时会出现拖尾；太薄，

样品分不开，一般厚度为 0.5～1mm。

③ 湿板铺好后，应放在比较平的地方晾干，然后转移至试管架上慢慢地自然干燥。千万不要快速干燥，否则薄层板会出现裂痕。

2. 薄层板的活化

薄层板经过自然干燥后，再放入烘箱中活化，进一步除去水分。不同的吸附剂及配方需要不同的活化条件。例如，硅胶一般在烘箱中逐渐升温，在 105～110℃下，加热 30min；氧化铝在 200～220℃下烘干 4h，可得到活性为Ⅱ级的薄层板；在 150～160℃下烘干 4h，可得到活性Ⅲ～Ⅳ级的薄层板，当分离某些易吸附的化合物时，可不用活化。

3. 展开剂

展开剂的选择要考虑样品各组分的极性、溶解度、挥发性等诸多因素，展开剂应对被分离物质有一定的溶解度，有适当的亲和力。一般情况下，溶剂的展开能力与溶剂的极性成正比。所选择展开剂的极性要比分离物质的极性略小。如果展开剂极性太大，吸附剂对展开剂的吸附能力大于被分离物，被分离样品各组分完全随展开剂移动，其 R_f 值过高；如果展开剂的极性太小，各组分不易随展开剂迁移。选择一个最佳的展开剂，往往要经过多次实验。混合溶剂分离效果往往比单一溶剂好，如石油醚-乙酸乙酯、环己烷-乙酸乙酯等。常用展开剂的极性顺序如下：

己烷、石油醚＜环己烷＜四氯化碳＜苯＜甲苯＜二氯甲烷＜氯仿＜乙醚＜乙酸乙酯＜丙酮＜乙醇＜甲醇

4. 点样

将样品用易挥发溶剂配成 1%～5% 的溶液。在距薄层板的一端 10mm 处，用铅笔轻轻标记起点线，在距另一端 15mm 处，再标记展开剂向上爬行终点线（不能破坏薄层板表面）。

用内径小于 1mm 干净并且干燥的毛细管吸取少量的样品，轻轻触及薄层板的起点线（即点样），然后立即抬起，待溶剂挥发后，再触及第二次。这样点 2～3 次即可，如果样品浓度低，可多点几次。

5. 展开

一般展开剂的选择与柱色谱中洗脱剂的选择类似，即极性化合物选择极性展开剂，非极性化合物选择非极性展开剂。当一种展开剂不能将样品分离时，可选用混合展开剂。一般展开能力与溶剂的极性成正比。混合展开剂的选择请参考色谱柱中洗脱剂的选择。

在展开缸中注入配好的展开剂，将薄层板点有样品的一端放入展开剂中（注意展开剂液面的高度应低于样品斑点），样品斑点将随着展开剂向上迁移。当展开剂前沿至薄层板上边的终点线时，立刻取出薄层板。记录下样品及展开剂移动的距离，计算比移值。

6. 比移值 R_f 的计算

某种化合物在薄层板上上升的高度与展开剂上升高度的比值称为该化合物的比移值，常用 R_f 来表示：

$$R_f = \frac{样品中某组分移动离开原点的距离}{展开剂前沿距离原点中心的距离}$$

对于一种化合物，当展开条件相同时，R_f 只是一个常数。因此 R_f 可作为定性分析的依据。但是，由于影响 R_f 值的因素较多，如展开剂、吸附剂、薄层板的厚度、温度等均能影响 R_f 值，因此同一化合物 R_f 值与文献值会相差很大。在实验中常采用的方法是，在一块板上同时点一个已知物和一个未知物，进行展开，通过计算 R_f 值来确定是否为同一化合物。

7. 显色

样品展开后，如果本身带有颜色，可直接看到斑点的位置。但是，大多数有机物是无色的，因此就存在显色的问题。常用的显色方法有两种（同样适用于柱色谱和纸色谱）。

（1）显色剂法

常用的显色剂有碘和氯化铁水溶液、水合茚三酮等。许多有机化合物能与碘生成棕色或黄色的配合物。利用这一性质，在一密闭容器中（一般用展开缸即可）放几粒碘，将展开并干燥的薄层板放入其中。稍稍加热，让碘升华，当样品与碘蒸气反应后，薄层板上的样品点处即可显示出黄色或棕色斑点。氯化铁溶液可用于带有酚羟基化合物的显色，水合茚三酮可用于氨基酸的显色。

（2）紫外线显色法

用硅胶 GF_{254} 制成的薄层板，由于加入了荧光剂，在 254nm 的紫外灯下，可观察到暗色斑点，此斑点就是样品点。

三、实验仪器与试剂

仪器：展开缸，烧杯，市售硅胶板，吹风机，毛细管，量筒，喷雾器，铅笔，尺子，玻璃棒，塑料手套。

试剂：亮氨酸（$2g \cdot L^{-1}$），脯氨酸（$2g \cdot L^{-1}$），两种氨基酸混合液（每种氨基酸 $1g \cdot L^{-1}$），展开剂：正丁醇：冰醋酸：水＝40：1：10，茚三酮乙醇溶液（$2g \cdot L^{-1}$）。

四、实验步骤

1. 点样[1]

点样量以 $5\mu L$ 为宜。点样时，用毛细管吸取样品，轻轻碰点样处，每点在板上扩散的直径最大不超过 4mm。点样过程中，必须在第一点样品干后再点第二滴。

2. 展开

在展开缸中放一个小培养皿，培养皿中倒入适量展开剂，将点好样品的硅胶板斜立于培养皿中（注意展开剂的液面需低于样点）。当溶剂前沿至终点处时，取出硅胶板，记清楚溶剂前沿的位置，吹干。

3. 定性鉴定

用显色剂在样品面均匀喷雾[2]，不要形成水流。吹干后，测量每一显色斑点中心与原点的距离和原点到溶剂前沿的距离，计算各种氨基酸的 R_f 值。对比标准的位置（R_f 值），确定混合样中的氨基酸种类及位置。

五、注意事项

[1] 勿用手直接接触硅胶板。

[2] 显色时，宜戴胶皮手套，以免直接接触显色剂。

六、思考题

1. 为什么展开剂的液面要低于样品斑点？如果液面高于斑点会出现什么后果？

2. 在混合物薄层色谱中，如何判定各组分在薄层板上的位置？

实验十五　分子模型作业

一、实验目的

1. 会用立体概念理解平面图形及其某些特有现象和性质。
2. 加深对有机化学分子立体结构的理解。
3. 了解有机化合物异构现象产生的原因。

二、实验原理

同分异构现象在有机化合物中非常普遍。分子式相同，分子中原子之间的排列次序不同而形成的不同化合物的现象称为构造异构。分子的结构相同，而分子中原子或原子团在空间的排列不同而形成的化合物的现象，称为立体异构。构造异构根据不同的情况，可分为碳链异构、位置异构、官能团异构和互变异构。立体异构可分为对映异构（光学异构或旋光异构）和非对映异构（顺反异构）。

建造有机化合物的分子模型，对理解与掌握有机化合物的结构有很大帮助。通常采用的分子模型是凯库勒分子模型。凯库勒分子模型是利用不同颜色的塑料或橡胶小球代表不同元素的原子，用短棒（套管）代表原子之间的价键，弯曲的棒代表双键或三键。碳原子可以用有多个小孔的黑色圆球代表；氢原子用黄色或灰色的小球（体积最小）代替；其他不同颜色不同体积的小球可以代表氧原子、卤素原子、氮原子等。

分子模型不能代表原子大小的比例，棒的长度也不能代表原子之间的真实距离。但是它们仍然能够有助于辨别在分子中原子的各种排列的可能，并且可以假定分子的各种形状，以及用平面式来表示这些形状。

三、实验仪器与试剂

有机分子模型一箱。

四、实验步骤

1. 烷、烯、炔的分子模型

（1）甲烷、乙烷、乙烯和乙炔

比较 sp^3、sp^2、sp 杂化键角的不同，注意分子中各原子的相对位置的特点。

（2）丁烯

组成丁烯的各种异构体的模型，了解位置异构与碳链异构的区别。

2. 分子的构象

（1）乙烷

旋转 C—C 单键，注意不同构象时前后两个碳原子的相对位置，画出纽曼投影式。

（2）丁烷

旋转 C2—C3 单键，观察四种典型构象，画出纽曼投影式，并按稳定性顺序排列。

（3）环己烷的构象

连出环己烷的分子模型。

① 扭成船式构象，观察船头碳上两个氢原子的距离，C2—C3 与 C5—C6 原子的价键是重叠式还是交叉式？画出透视式。

② 扭成椅式构象，观察相邻碳原子的价键是重叠式还是交叉式；找出六个 a 键和六个 e 键，注意相邻两个碳上的 a 键或 e 键总是一个朝上一个朝下；观察 a、e 在分子内受力情况。以 C1 上两个 C—H 键为例，1e 受到 2a、2e、6a、6e 四个 C—H 键的排斥作用。1a 除受到这四个键作用外，还受到 3a 和 5a 两个 C—H 键的作用（1,3-二直立键相互作用）。

③ 把六个 a 键插上同一种颜色的小球，扭成另外一种椅式构象，注意原来的 a 键是否变成了 e 键，画出椅式构象的透视式，表明 a、e 键。

（4）甲基环己烷的构象

将上述环己烷的任意一个氢原子换成一个甲基，扭成椅式构象，此时甲基是在 a 键还是 e 键？扭转模型得到另一椅式构象，此时甲基在 a 键还是 e 键？画出两种椅式构象的透视式，比较两种构象哪种稳定？为什么？

3. 顺反异构

（1）2-丁烯

观察两种构型的分子模型，二者能否重合？画出平面式，注明 Z/E 构型。

（2）2-丁烯酸

观察两种构型的分子模型，二者能否重合？画出平面式，注明 Z/E 构型。

（3）1,4-环己烷二甲酸

把环看作一个平面，根据两个羧基在环平面的同侧还是异侧，可得不同的构型。分别画出其平面式，注明顺反构型。在反式构型中，根据羧基在 a 键还是 e 键，可得两种构象，分别画出透视式，指出优势构象。

（4）十氢化萘

十氢化萘由两个环己烷稠合而成，按稠合处两个氢原子的空间位置不同产生顺式和反式两种异构体。在反式中，两个取代基都在 e 键上，称为 ee 稠合；顺式中，一个取代基在 a 键上，另一个在 e 键上，称为 ea 稠合。观察两个环己烷的稠合方式以及 C9、C10 上的氢原子位于环平面的同侧还是异侧？位于 a 键还是 e 键？哪种异构体稳定？

4. 旋光异构（光学异构）

（1）甘油醛

观察两种分子模型，画出费歇尔投影式，并用 D、L 及 R、S 命名法命名。

（2）2,3-二羟基丁二酸（酒石酸）

观察酒石酸的四种模型，分别画出其费歇尔投影式，并用 R、S 命名法命名。根据模型判断彼此能否重合？相互关系如何？异构体数目为 2^n 个吗？为什么？

（3）葡萄糖的开链结构及 α-、β-吡喃葡萄糖的稳定构象环状葡萄糖主要是 C5—OH 与醛基形成六元环状半缩醛结构，称吡喃葡萄糖。成环后，原醛基碳原子变成手性碳原子，有两种构型，分别称为 α-、β-吡喃葡萄糖。

先组成 D-葡萄糖的开链结构，观察其各种原子的相对位置；在开链结构的基础上，连接成环状的吡喃环，观察两种构型的结构及构象，比较其稳定性。

画出分别的结构式。

五、思考题

1. 在环己烷椅式构象中，为什么 H 在 e 键上比在 a 键上稳定？
2. 组成丁烯二酸两种构型的分子模型，根据模型解释哪种异构体易形成酸酐？

第三章

有机物性质及合成实验

实验十六　卤代烃的化学性质

一、实验目的

1. 熟悉卤代烃的主要化学性质。
2. 掌握卤代烃的鉴别方法。
3. 进一步认识不同烃基结构、不同卤原子对反应速率的影响。

二、实验原理

卤代烃的主要化学性质是它的亲核取代反应，反应通式如下：

$$RX+Nu\colon^- \longrightarrow RNu+X^- \quad （Nu\colon 为亲核试剂）$$

在卤代烃的亲核取代反应中，因底物的组成和结构不同、反应条件不同和亲核试剂的强弱不同，其反应历程有单分子亲核取代反应（S_N1）和双分子亲核取代反应（S_N2）两种。一般情况下，两种不同的反应历程处于一种竞争状态。通常溶剂化效应强的卤代烃有利于按单分子亲核取代反应历程进行，亲核试剂的亲核能力越强越有利于按双分子亲核取代反应历程进行。要弄清楚某一反应按怎样的历程进行，以及某一卤代烃在反应中的活性如何，必须仔细分析反应及卤代烃和亲核试剂的结构。

卤代烃分子中的 C—X 键比较活泼，—X 可以被—OH、—NH$_2$、—CN 等取代，—X 也可以与硝酸银的醇溶液作用，生成不溶性的卤化银沉淀。卤代烃的结构和卤素的种类是影响反应速率的主要因素，分子中卤素活性越大，反应进行得越快。

在单分子亲核取代反应中，各种卤代烃的活性顺序为：

$$叔卤代烃＞仲卤代烃＞伯卤代烃$$

在双分子亲核取代反应中，各种卤代烃的活性顺序为：

$$伯卤代烃＞仲卤代烃＞叔卤代烃$$

此外，还有两种活性顺序，①卤素不同时，RI＞RBr＞RCl；②是否含有双键时，烯丙型卤代烃（苄卤）＞孤立型卤代烃（卤烷）＞乙烯型卤代烃（卤苯）。

三、实验仪器与试剂

仪器：试管，水浴锅，玻璃棒，酒精灯等。

试剂：5％氢氧化钠，10％硝酸，1％硝酸银，饱和硝酸银溶液，溴苯，1-溴丁烷，2-溴丁烷，2-甲基-2-溴丙烷，烯丙基溴，1-氯丁烷，2-氯丁烷，1-碘丁烷，2-甲基-2-氯丙烷、15％碘化钠丙酮溶液。

四、实验步骤

1. 与碘化钠丙酮溶液反应

取 5 支试管各加入 1～2mL 15％碘化钠丙酮溶液，分别加入 2 滴 1-溴丁烷、2-溴丁烷、2-甲基-2-溴丙烷、烯丙基溴、溴苯混匀，观察现象。记下出现沉淀的时间，必要时将试管置于 60～70℃的水浴中加热片刻。说明没有产生沉淀的原因。

2. 与硝酸银的反应

（1）烃基结构对反应速率的影响　取 3 支试管，各加入饱和硝酸银溶液 1mL，然后分别加入 2～3 滴 1-氯丁烷、2-氯丁烷、2-甲基-2-氯丙烷，振荡试管，观察有无沉淀析出，必要时在沸水浴中加热后再观察。比较 3 种卤代烃的活性。

（2）卤原子对反应速率的影响　取 3 支试管，各加入饱和硝酸银溶液 1mL，然后分别加入 2～3 滴 1-氯丁烷、1-溴丁烷、1-碘丁烷，振荡试管，观察有无沉淀析出，必要时在沸水浴中加热后再观察。比较 3 种卤代烃的活性。

3. 与稀碱反应

（1）烃基结构对反应速率的影响　取 3 支试管，各加入 10～15 滴 1-氯丁烷、2-氯丁烷、2-甲基-2-氯丙烷，再加入 1～2mL 5％氢氧化钠溶液，充分振荡后静置，小心取水层数滴加入同体积的 10％硝酸酸化，然后加入 1％硝酸银 1～2 滴，观察现象。若无沉淀生成可在水浴中小心加热再检验，比较 3 种卤代烃的活性顺序。

（2）卤原子对反应速率的影响　取 3 支试管，各加入 10～15 滴 1-氯丁烷、1-溴丁烷、1-碘丁烷，再加入 1～2mL 5％氢氧化钠溶液，充分振荡后静置，小心取水层数滴加入同体积的 10％硝酸酸化，然后加入 1％硝酸银 1～2 滴，观察现象。比较 3 种卤代烃的活性顺序。

4. 拜尔斯坦（Beilsten）铜丝实验

取一根长约 25cm 的铜线，将其一端在玻璃棒上卷成螺旋形，另一端系在玻璃棒上，将螺旋部分在灯焰上灼烧至不显绿色。冷却后用铜丝圈蘸取少量样品，放在火焰上灼烧，若火焰为绿色，则可能有卤素存在。

五、思考题

1. 说明下列卤代烃反应活性次序的原因：
（1）RI＞RBr＞RCl 　　　（2）PhCH$_2$Cl＞CH$_3$(CH$_2$)$_2$Cl＞PhCl

2. 卤代烃与硝酸银乙醇溶液反应中，不同烃基的活性总是 $3°>2°>1°$，为什么？实验中是否可以用硝酸银的水溶液代替硝酸银的乙醇溶液？为什么？

3. 苄氯和氯苯中氯原子的活性大小如何？为什么？

4. 如何鉴别下列化合物？

CH_3CH_2Br $\qquad\qquad$ $CH_2{=}CHBr$

实验十七　醇、酚、醛、酮的化学性质

一、实验目的

1. 加深对醇、酚、醛、酮化学性质的理解。
2. 掌握醇、酚、醛、酮的分子结构与其化学性质的关系。

二、实验原理

低级醇易溶于水，随着烃基的增大，水溶性逐渐降低。多元醇由于分子中烃基增多，水溶性增大，而且由于羟基之间的相互影响，羟基中氢具有一定程度的酸性，可与某些金属氢氧化物发生类似中和作用的反应，生成类似盐类的产物。例如甘油和氢氧化铜作用产生甘油铜。

醇羟基中的氢原子不能游离，但易被活泼金属取代而生成醇盐。

伯醇可被氧化生成醛，进一步氧化则可生成羧酸。仲醇可被氧化生成酮。叔醇在相似条件下不易被氧化。

酚羟基中的氢原子能部分电离为氢离子，因此酚具有弱酸性。又由于 p-π 共轭效应的影响，使苯环上处于羟基邻位或对位上的氢原子更加活泼，容易被取代。

酚类很容易被氧化。苯酚氧化生成对苯醌，对苯二酚则氧化为对苯醌。

酚类或含有酚羟基的化合物，大部分均能与氯化铁发生各种特有的颜色反应，但具有烯醇结构的化合物也有这个反应。

醛和酮分子中都含有羰基，因而具有许多相同的化学性质，但由于羰基所连的基团不同，又使醛和酮具有一些不同的性质，如醛能被弱氧化剂托伦试剂和斐林试剂氧化，能与希夫试剂产生颜色反应等，而酮则不能，借此可区别醛和酮。甲醛与希夫试剂所产生的颜色加硫酸后不消失，而其他醛所产生的颜色加硫酸后则褪去，因此该试剂也可将甲醛与其他醛区分开。乙醛、甲基酮 CH_3COR、乙醇及具有 $CH_3CH(OH)R$ 结构的醇均可发生碘仿反应。

有些醛、酮还可表现出某些特殊的反应，例如，丙酮在碱性溶液中能与亚硝酰铁氰化钠发生颜色反应，此反应用作检验丙酮的存在。

三、实验仪器与试剂

仪器：镊子，小刀，试管，试管夹，石棉网，烧杯，酒精灯。

试剂：无水乙醇，异戊醇，甘油，乙二醇，异丙醇，叔丁醇，正丁醇，仲丁醇，0.5％ $KMnO_4$，0.5％ NaOH，卢卡斯试剂，2％ $CuSO_4$，金属钠，$3mol \cdot L^{-1}$ 硫酸，苯酚（固），1％苯酚，1％ α-萘酚，1％间苯二酚，1％ $FeCl_3$，饱和溴水，5％碳酸氢钠溶液，浓硫酸，40％甲醛，乙醛，苯甲醛，丙酮，苯乙酮，乙醇，2,4-二硝基苯肼[1]，饱和亚硫酸氢钠溶液[2]，碘试剂[3]，5％氢氧化钠溶液，2％硝酸银溶液，2％氨水，品红亚硫酸试剂（希夫试剂），斐林试剂Ⅰ和Ⅱ。

四、实验步骤

1. 醇的性质

（1）醇的溶解度　取 4 支试管分别加入 6 滴乙醇、异戊醇、甘油、乙二醇，并分别沿管壁加入 25 滴水，然后振荡各试管后静置，观察有何现象发生，并解释原因。

（2）醇的氧化　取 3 支试管，各加入 0.5％ $KMnO_4$ 溶液 3 滴，0.5％ NaOH 溶液 1 滴，然后在此 3 支试管中，依次分别加入 2 滴乙醇、异丙醇、叔丁醇，将混合液摇匀，观察各试管颜色有何变化。

（3）卢卡斯实验　在 3 支干燥的试管中各加入 20 滴卢卡斯试剂，然后在各试管中分别加入 3～5 滴正丁醇、仲丁醇、叔丁醇，振荡，记录各试管出现浑浊或分层的时间。

（4）多元醇的酸性　取 2 支试管，各加入 2％硫酸铜溶液 6 滴及 5％氢氧化钠溶液 8 滴，使氢氧化铜完全沉淀，在振荡下分别加入 2 滴甘油和 95％乙醇，观察结果，并加以比较。

（5）醇盐的生成　在 1 支干燥试管中加入 1mL 无水乙醇，并投入一小块（绿豆大小）刚刚切开的金属钠，观察有什么现象发生，并解释原因。

2. 酚的性质

（1）苯酚的酸性　取固体苯酚少许（约 0.6g）于试管中，加水 4mL，振荡使其成乳浊状（说明苯酚难溶于水），将乳浊液分为两份。在第一份中逐滴加入 5％氢氧化钠溶液至溶液澄清为止（此时生成何物？），然后在此澄清溶液中逐滴加入 $3mol \cdot L^{-1}$ 硫酸至溶液呈酸性，观察有何变化。在第二份乳浊液中加入 5％碳酸氢钠溶液，观察溶液是否澄清，并解释原因。

（2）溴代反应　取 1％苯酚溶液 4 滴于试管中，慢慢加入饱和溴水 6 滴，并不断振荡，观察有何现象发生。

（3）与 $FeCl_3$ 的反应　取试管 4 支，分别加入 1％苯酚、1％ α-萘酚、1％间苯二酚、1％乙醇溶液各 5 滴，然后于每支试管中加入 1％氯化铁溶液 1 滴，观察所呈现的颜色。

3. 醛和酮的性质

（1）与 2,4-二硝基苯肼反应

在 3 支试管中分别加入 2 滴乙醛、苯甲醛、丙酮，再各加入 10 滴 2,4-二硝基苯肼，充分振摇后，静置片刻，观察和记录反应现象并解释之。若无沉淀析出，可微热 1min，冷却后再观察。有时为油状物，可加 1～2 滴乙醇，振摇促使沉淀生成。

（2）与亚硫酸氢钠反应

在 5 支干燥的试管中各加入 1mL 新配制的饱和亚硫酸氢钠溶液，再分别加入 5 滴乙醛、丙酮、苯乙酮、乙醇、异丙醇，边加边用力振摇，观察和记录反应现象并解释之。如无晶体析出，可用玻璃棒摩擦试管壁或将试管浸入冰水中冷却后再观察。

（3）碘仿反应

在 5 支试管中各加入 1mL 水和 10 滴碘试剂，再分别加入 5 滴乙醛、丙酮、苯乙酮、乙醇、异丙醇，边摇边逐滴加入 5％氢氧化钠溶液至碘色恰好褪去，观察和记录反应现象并解释之。若无沉淀析出，可在温水浴中加热数分钟，冷却后再观察。

4. 与托伦试剂反应[4]

在 3 支洁净的试管中各加入 10 滴 2％硝酸银溶液和 2 滴 5％氢氧化钠溶液，边摇边逐滴加入 2％氨水至产生的沉淀恰好溶解为止。再分别加入 5 滴 40％甲醛、乙醛、丙酮，摇匀后，在 50～60℃水浴中加热数分钟，观察和记录反应现象并解释之。

5. 与斐林试剂反应[5]

在 4 支试管中，分别加入斐林试剂Ⅰ和Ⅱ各 10 滴，再分别加入 3 滴 40％甲醛、苯甲醛、丙酮、乙醛，摇匀后，在沸水浴中加热数分钟，观察和记录反应现象并解释之。

6. 与希夫试剂反应[6]

在 4 支试管中各加入 10 滴希夫试剂，再分别加入 3 滴 40％甲醛、乙醛、丙酮、苯甲醛，摇匀后，在显色的试管中，边摇边逐滴加入浓硫酸，观察和记录反应现象并解释之。

五、注意事项

[1] 2,4-二硝基苯肼试剂的配制：将 3g 2,4-二硝基苯肼溶于 15mL 浓硫酸，将此酸性溶液慢慢加入 70mL 95％乙醇中，再用蒸馏水稀释到 100mL，过滤。滤液保存于棕色试剂瓶中。

[2] 低分子量羰基化合物与亚硫酸氢钠的加成产物能溶于稀酸中，不易得到结晶。由于芳香族甲基酮的空间位阻较大，与亚硫酸氢钠作用甚慢或不起作用。

饱和亚硫酸氢钠溶液的配制：在 100mL 40％亚硫酸氢钠溶液中，加入 25mL 不含醛的无水乙醇，滤去析出的结晶。此试剂应使用前配制。

[3] 滴加碱后溶液呈淡黄色，应有微量碘存在，若已成无色可返滴碘试剂；醛和酮不宜过量，否则会使碘仿溶解；碱若过量，会使碘仿分解。

碘试剂的配制：将 25g 碘化钾溶于 100mL 蒸馏水中，再加入 12.5g 碘搅拌使溶解。

[4] 易被氧化的糖类及其他还原性物质均可与托伦试剂作用，试管必须十分洁净，否则不能生成银镜，仅出现黑色絮状沉淀。反应时必须水浴加热，否则会生成具有爆炸性的雷酸银 $[Ag_2(ONC)_2]$。实验完毕，试管用稀硝酸洗涤。

[5] 脂肪醛、α-羟基酮（如还原糖）、多元酚等均可与斐林试剂反应。芳香醛、酮类则不反应。反应结果决定于还原剂（如醛）浓度的大小及加热时间的长短，可能析出 Cu_2O（红色）、$Cu_2(OH)_2$（黄色）或 Cu（暗红色）。因此，有时反应液的颜色变化为：绿色（由淡蓝色的氢氧化铜与黄色的氢氧化亚铜混合所致）→黄色→红色沉淀。甲醛尚可将氢氧化亚铜还原为暗红色的金属铜。

斐林试剂的配制：斐林试剂Ⅰ——将 34.6g 硫酸铜（$CuSO_4 \cdot 5H_2O$）溶于 500mL 蒸馏水中，浑浊时过滤；斐林试剂Ⅱ——将 173g 酒石酸钾钠（$KNaC_4H_4O_6 \cdot 4H_2O$）和 70g 氢氧化钠溶于 500mL 蒸馏水中，两溶液分别保存，使用时等体积混合。

[6] 某些酮和不饱和化合物及易吸附 SO_2 的物质能使希夫试剂恢复品红原有的桃红色，不应作为阳性反应。反应时，不能加热，溶液中不能含有碱性物质和氧化剂，否则 SO_2 逸去，使试剂变回原来品红的颜色，干扰鉴定。故宜在冷溶液及酸性条件下进行。

品红亚硫酸试剂的配制：将 0.2g 品红盐酸盐溶于 100mL 热水中，冷却后，加入 2g

亚硫酸氢钠及 2mL 浓盐酸，用水稀释到 200mL，待红色褪去即可使用。若呈粉红色，可加入少量活性炭振荡过滤，密封于棕色瓶中。

六、思考题

1. 伯、仲、叔醇与卢卡斯试剂的反应性能有什么差异？
2. 苯酚为什么比苯易于发生亲电取代反应？
3. 哪些试剂可用于区别醛类和酮类？
4. 试述碘仿反应应用的范围，下列化合物有无碘仿反应？
   (1) $C_6H_5COCH_2CH_3$ (2) $CH_3CH(OH)CH_2CH_3$
   (3) CH_3CH_2CHO (4) CH_3CH_2OH
5. 用简单的化学方法鉴别下列化合物：苯甲醛、甲醛、乙醛、丙酮、异丙醇。

实验十八　羧酸、羧酸衍生物及取代羧酸的化学性质

一、实验目的

1. 验证羧酸的化学性质。
2. 掌握羧酸的鉴别方法。
3. 掌握羧酸衍生物及取代羧酸的主要化学性质。
4. 掌握羧酸衍生物及取代羧酸的鉴别方法。

二、实验原理

羧酸均有酸性，与碱作用生成羧酸盐。羧酸的酸性比盐酸和硫酸弱，但比碳酸强，因此可与碳酸钠或碳酸氢钠成盐而溶解。饱和一元羧酸中甲酸的酸性最强，二元羧酸中草酸的酸性最强。羧酸和醇在浓硫酸的催化下发生酯化反应，生成有香味的酯。在适当的条件下羧酸可发生脱羧反应。甲酸分子中含有醛基，具有还原性，可被高锰酸钾或托伦试剂氧化。由于两个相邻羧基的相互影响，草酸易发生脱羧反应和被高锰酸钾氧化。

羧酸衍生物一般指的是酯、酸酐、酰卤和酰胺类化合物。它们的分子中都含有酰基，因而具有相似的化学性质，如都可发生水解、醇解和氨（胺）解反应。由于酰基上所连的基团不同，而使其反应活性不同，其活性顺序为：酰卤＞酸酐＞酯＞酰胺。

重要的取代羧酸有羟基酸和酮酸。它们的酸性均比相应的羧酸强。乙酰乙酸乙酯是由酮式和烯醇式两种互变异构体共同组成的混合物，因此它既有酮的性质，如能与2,4-二硝基苯肼反应生成橙色的2,4-二硝基苯腙沉淀，又有烯醇的性质，如能使溴水褪色，与氯化铁溶液作用发生显色反应等。

三、实验仪器与试剂

仪器：试管，烧杯，酒精灯，试管夹，带软木塞的导管，pH试纸，红色石蕊试纸。

试剂：冰醋酸，草酸，苯甲酸，异戊醇，水杨酸，10％甲酸，10％乙酸，10％草酸，10％苯酚，5％氢氧化钠溶液，5％盐酸溶液，0.05％高锰酸钾溶液，5％碳酸钠溶液，浓硫酸，饱和石灰水，乙酰氯，乙酸酐，乙酸乙酯，乙酰胺，10％乙酰乙酸乙酯溶液，饱和溴水，2％硝酸银溶液，$3mol \cdot L^{-1}$硫酸，10％氢氧化钠溶液，无水乙醇，饱和碳酸钠溶液，1％氯化铁溶液。

四、实验步骤

1. 酸性

（1）用干净的玻璃棒分别蘸取10％乙酸、10％甲酸、10％草酸、10％苯酚于pH试纸上，观察和记录其pH并解释之。

（2）在2支试管中分别加入0.1g苯甲酸、0.1g水杨酸，各加1mL水，边摇边逐滴

加入 5％氢氧化钠溶液至恰好澄清，再逐滴加入 5％盐酸溶液，观察和记录反应现象并解释之。

2. 酯化反应

在干燥的试管中加入冰醋酸和异戊醇各 1mL，边摇边逐滴加入 10 滴浓硫酸，将试管置于 60～70℃ 水浴中加热[1] 10min（勿使管内液体沸腾），取出试管待其冷却后加入 2mL 水，注意所生成酯的气味。记录有何气味和现象并解释之。

3. 脱羧反应

在 2 支干燥的试管中，分别加入 1g 草酸、1g 水杨酸，用带导管的塞子塞紧，将试管口略向下倾斜地夹在铁架上，把导管出口插入盛有 1mL 饱和石灰水的试管中，然后用酒精灯加热，观察和记录反应现象并解释之。实验结束，先移去石灰水试管，再移去火源，以防石灰水倒吸入灼热的试管中而炸裂。

4. 氧化反应

① 在洁净的试管中，加入 10 滴 10％甲酸溶液，边摇边逐滴加入 5％氢氧化钠溶液至呈碱性，再加入 10 滴新配制的托伦试剂，水浴加热，观察和记录反应现象并解释之。

② 在 3 支试管中分别加入 1mL 10％甲酸、10％乙酸、10％草酸，边摇边逐滴加入 0.05％高锰酸钾溶液，若不褪色，将 3 支试管同时放入水浴中加热，观察和记录反应现象并解释之。

③ 在试管中加入 10 滴草酸，边摇边逐滴加入 0.05％高锰酸钾溶液，观察和记录反应现象并解释之。

5. 水解反应

（1）酰卤的水解　在盛有 1mL 水的试管中，沿管壁慢慢加入 5 滴乙酰氯[2]，略加摇动，观察和记录反应现象并解释之。待反应结束，再加入 2 滴 2％硝酸银溶液，观察有何变化。

（2）酸酐的水解　在盛有 1mL 水的试管中，加入 5 滴乙酸酐，摇匀后，在温水浴中加热数分钟，用红色石蕊试纸检验，有何气味和现象，并解释之。

（3）酯的水解　在 3 支试管中，分别加入 1mL 乙酸乙酯和 1mL 水，再在一支试管中加入 1mL 3mol·L^{-1}硫酸，在另一支试管中加入 1mL 10％氢氧化钠溶液，摇匀后将 3 支试管同时放入 60～70℃水浴中，边摇边观察混合液是否变澄清，试解释之。

（4）酰胺的水解　在 2 支试管中，各加入 0.5g 乙酰胺，在一支试管中加入 1mL 10％氢氧化钠溶液，另一支试管中加入 1mL 3mol·L^{-1}硫酸，煮沸，并将湿润的红色石蕊试纸放在试管口，有何气味和现象，并解释之。

6. 醇解反应

（1）酰卤的醇解　在干燥的试管中加入 15 滴无水乙醇，边摇边逐滴加入 10 滴乙酰氯，待试管冷却后，慢慢加入 2mL 饱和碳酸钠溶液，静置后观察现象并嗅其气味。

（2）酸酐的醇解　在干燥的试管中，加入 15 滴无水乙醇和 10 滴乙酸酐，再加入 1 滴浓硫酸，振摇，待试管冷却后，慢慢加入 2mL 饱和碳酸钠溶液，静置后观察现象并嗅其气味。

7. 乙酰乙酸乙酯酮式-烯醇式互变异构

（1）在试管中加入 10 滴 2,4-二硝基苯肼试剂和 3 滴 10％乙酰乙酸乙酯，观察和记录反应现象并解释之。

（2）在试管中加入 10 滴 10％乙酰乙酸乙酯和 1 滴 1％氯化铁溶液，有紫色出现，边摇边逐滴加入数滴饱和溴水，紫色褪去，稍等片刻紫色又出现，试解释之。

五、注意事项

［1］酯化反应温度不能过高，若超过乙酸乙酯和异戊醇的沸点，会引起两者挥发，使现象不明显。

［2］乙酰氯很活泼，与水或醇反应均较剧烈，应注意安全。试管口不能对准人，特别不能对着眼睛。

六、思考题

1. 做脱羧实验时，若将过量的二氧化碳通入石灰水中将会出现什么现象？

2. 甲酸是一元羧酸，草酸是二元羧酸，它们都有还原性，可以被氧化。其他的一元羧酸和二元羧酸是否也能被氧化？

3. 为什么酯、酰卤、酸酐、酰胺的水解反应速率不同？

4. 用简单的化学方法鉴别乙酰氯、乙酸酐、乙酸乙酯、乙酰胺。

实验十九　胺类化合物的化学性质

一、实验目的

1. 熟悉胺类化合物的性质。
2. 掌握胺类化合物的鉴别方法。

二、实验原理

胺中氮原子上有一孤电子对，易与质子结合而具有碱性。其碱性强弱是由诱导效应、空间效应及溶剂化效应等多种因素共同决定的。芳香胺和含 6 个碳以上的脂肪胺一般难溶于水或在水中的溶解度很小，但与无机酸反应后生成可溶于水的铵盐。由于铵盐是弱碱形成的盐，遇强碱即游离出原来的胺，因此常用这一性质对胺类物质进行分离提纯。

伯胺、仲胺和叔胺因氮原子上是否含氢而表现不同的化学性质。如酰化反应，伯胺、仲胺可与酰化剂反应生成酰胺，叔胺氮原子上无氢原子，不发生酰化反应。又如，胺与亚硝酸反应，不同的胺与亚硝酸反应所生成的产物不同。①脂肪伯胺与亚硝酸反应形成脂肪族重氮盐，该重氮盐非常不稳定，分解放出氮气；芳香伯胺与亚硝酸在低温下生成稳定的芳香重氮盐，芳香重氮盐能与活泼的芳香化合物发生偶联反应，如重氮苯盐与 β-萘酚反应得到橙色沉淀，利用这一现象能鉴别芳香伯胺。②脂肪仲胺和芳香仲胺与亚硝酸反应均能生成稳定的 N-亚硝基化合物。N-亚硝基化合物一般为黄色油状物，利用这一反应现象可鉴别仲胺。③脂肪叔胺氮上没有氢，氮上不发生亚硝化作用；芳香叔胺可在环上发生亲电取代反应生成对或邻芳香亚硝基化合物，对亚硝基芳香化合物一般具有颜色，借此可鉴别芳香叔胺。

胺很容易氧化，特别是芳香胺，大多数氧化剂使胺氧化成焦油状复杂物质。芳香胺易发生取代反应，如苯胺和溴水反应可生成 2,4,6-三溴苯胺白色沉淀。

尿素简称脲（urea），是碳酸的二元酰胺，具有弱碱性。固体尿素加热至熔点以上（150℃左右），两分子尿素失去一分子氨生成缩二脲。在缩二脲的碱性溶液中，滴加硫酸铜溶液而生成紫色物质，这一颜色反应即为缩二脲反应。分子中含有两个或两个以上酰胺键的化合物，均能发生缩二脲反应。

三、实验仪器与试剂

仪器：试管，烧杯，玻璃棒，酒精灯，100℃温度计，pH 试纸，红色石蕊试纸，水浴锅。

试剂：氢氧化钠溶液（100g·L^{-1}），亚硝酸钠溶液（100g·L^{-1}），硫酸铜溶液（10g·L^{-1}），饱和溴水，乙酸酐，浓盐酸，β-萘酚，二乙胺，苯胺，苄胺，N,N-二甲基苯胺，N-甲基苯胺，草酸，尿素。

四、实验步骤

1. 溶解度与碱性试验

取 3 支试管，分别加入二乙胺、苄胺和苯胺各 10 滴，再分别加入 3mL 蒸馏水，振荡后观察溶解情况。若不溶可稍加热，再观察溶解情况。红色石蕊试纸检验是否为碱性。可逐滴加入浓盐酸观察现象，再逐滴加入氢氧化钠溶液，观察现象。

2. 乙酰化反应

取 3 支试管，分别加入苯胺、N-甲基苯胺、N,N-二甲基苯胺各 5 滴，再分别加入 5 滴乙酸酐，充分振摇后置沸水浴中加热 2min，放冷后加入 10 滴 NaOH 溶液调至碱性。观察结果，为什么？

3. 胺与亚硝酸反应

取 3 支试管，分别加入苯胺、N-甲基苯胺、N,N-二甲基苯胺各 5 滴，再分别加入蒸馏水及浓盐酸各 5 滴[1]，在冰浴上冷却至 0～5℃。逐滴加入 5 滴亚硝酸钠溶液[2]，放置数分钟，再加入 1mL 蒸馏水，观察是否溶解及颜色变化。将 β-萘酚溶液逐滴加入上述溶液，观察是否有橙红色沉淀出现[3]。

4. 苯胺的溴代反应

取 1 支试管加入 2 滴苯胺和 5 滴蒸馏水混匀，再逐滴加入 3 滴饱和溴水，观察反应现象。这个实验现象说明了什么？

5. 缩二脲反应

取 1 支干燥试管，加入约 0.5g 尿素、0.5g 草酸。在酒精灯上加热熔化，观察是否有气体放出，在试管口贴一小块湿润 pH 试纸检验其酸碱性。继续加热至试管内物质凝固，待冷却后加入 1～2mL 蒸馏水，用玻璃棒搅拌，使固体尽可能溶解。将上层清液倾入另一试管中，加入 3～4 滴氢氧化钠溶液及 1～2 滴硫酸铜溶液，观察颜色有何变化。

五、注意事项

[1] 注意加盐酸时需冷却并不断振摇，否则开始析出油状物，冷却后凝结成块状固体。

[2] 亚硝酸不稳定，常用亚硝酸钠与盐酸或硫酸反应得到。亚硝酸钠与盐酸摩尔比为 1:2.5，其中 1mol 盐酸与亚硝酸钠反应，1mol 盐酸在反应中消耗，0.5mol 盐酸维持重氮盐保存所需的酸性环境。注意：亚硝基化合物，特别是亚硝基胺的毒性很强，是一种强致癌物。

[3] 重氮盐的生成是重氮化反应的关键。重氮盐是无色结晶，溶于水，不溶于乙醚，在 0℃ 可以保存，加热时水解为酚类。一般重氮盐在干燥时很不稳定，容易引起爆炸，因此一般不把重氮盐分离出来。

六、思考题

1. 如何用简单的化学方法区别丙胺、甲乙胺和三甲胺？

2. 有一含氮化合物，向其水溶液中加几滴碱性硫酸铜，溶液呈紫色，能否说明该化合物一定为缩二脲？

实验二十　糖的化学性质

一、实验目的

1. 掌握碳水化合物的结构和主要化学性质。
2. 学会重要糖类化合物的鉴别方法。

二、实验原理

糖又称碳水化合物，是多羟醛或多羟酮及它们的缩合产物。通常，糖类化合物可分为单糖、双糖和多糖三类。凡是分子中具有半缩醛或半缩酮羟基的糖均有还原性，称为还原糖。多糖及分子中没有半缩醛或半缩酮羟基的糖没有还原性，称为非还原糖。还原糖能被弱氧化剂托伦试剂、斐林试剂、班乃迪试剂氧化，还能与苯肼作用，生成不同晶形的糖脎等。非还原糖则不能，借此可区别之。

还原糖与苯肼作用生成的糖脎是难溶于水的结晶，糖脎的生成速率和晶体的形状及其熔点等因糖的不同而异，据此可以鉴别、分离不同的糖。

糖类在浓硫酸或盐酸的作用下，能与酚类化合物发生显色反应。其中莫里许试剂（α-萘酚的乙醇溶液）与糖产生紫色，可用此法检验出糖类。西里瓦诺夫试剂（间苯二酚的盐酸溶液）与糖产生鲜红色，且与酮糖反应出现红色较醛糖快，可用于鉴别酮糖和醛糖。双糖和多糖在酸存在下，均可水解成具有还原性的单糖。淀粉与碘液的显色反应是鉴别淀粉的常用方法。

三、实验仪器与试剂

仪器：试管，烧杯，酒精灯，白瓷点滴板，显微镜等。

试剂：5％葡萄糖溶液，5％麦芽糖溶液，5％果糖溶液，5％蔗糖溶液，5％乳糖溶液，2％淀粉溶液，浓硫酸，25％硫酸，碘溶液，浓盐酸，班乃迪试剂，苯肼试剂，5％碳酸钠溶液，莫里许试剂，西里瓦诺夫试剂，托伦试剂，5％氢氧化钠溶液，2％氨水。

四、实验步骤

1. 与班乃迪（Benedict）试剂[1]反应

在 5 支试管中分别加入 5 滴 5％葡萄糖溶液、5％果糖溶液、5％麦芽糖溶液、5％蔗糖溶液和 2％淀粉溶液，再各加 10 滴班乃迪试剂，摇匀后在沸水浴中加热数分钟，观察和记录反应现象并解释之。

2. 与托伦试剂反应

在 5 支洁净的试管中，分别加入 10 滴硝酸银溶液和 2 滴 5％氢氧化钠溶液，边摇边逐滴加入 2％氨水至产生的沉淀恰好溶解为止。再分别加入 5 滴 5％葡萄糖溶液、5％果糖溶液、5%麦芽糖溶液、5%蔗糖溶液、2%淀粉溶液，混匀后，在60～70℃水浴中加热数分钟，观察和记录反应现象并解释之。

3. 与苯肼反应[2]

在4支试管中分别加入1mL 5%葡萄糖溶液、5%果糖溶液、5%麦芽糖溶液和5%乳糖溶液，再各加1mL苯肼试剂，混匀后，将4支试管同时放入沸水浴中加热，观察和记录各试管中形成糖脎的先后次序。若30min后仍无晶体析出，取出试管，冷却后，再观察。取少许结晶在显微镜下观察糖脎的晶形。

4. 与莫里许（Molisch）试剂[3]反应

在4支试管中分别加入1mL 5%葡萄糖溶液、5%蔗糖溶液、5%麦芽糖溶液和2%淀粉溶液，再各加2滴新配制的莫里许试剂，摇匀后将试管倾斜，沿管壁慢慢加入1mL浓硫酸，使酸进入管底，观察两液层界面的颜色改变。

5. 与西里瓦诺夫（Seliwanoff）试剂[4]反应

在4支试管中各加入1mL西里瓦诺夫试剂，再分别加入5滴5%葡萄糖溶液、5%果糖溶液、5%蔗糖溶液和5%麦芽糖溶液，摇匀后，将4支试管同时放入沸水浴中加热2min，比较各试管出现红色的先后次序。

6. 蔗糖的水解

在试管中加入1mL 5%蔗糖溶液和2滴25%硫酸，混匀后放入沸水浴中加热20min，冷却后用5% Na_2CO_3 溶液中和至无气泡放出为止，再加入10滴班乃迪试剂，放入沸水浴中加热，观察和记录反应现象并解释之。

7. 淀粉的水解

在试管中加入1mL 2%淀粉溶液和2滴浓盐酸，在沸水浴中加热，每隔2min用吸管吸出1滴反应液在白瓷点滴板上，加碘液一滴，观察颜色变化，当反应液不再显色时，取出试管，冷却后，用5% Na_2CO_3 溶液中和至无气泡放出为止，加10滴班乃迪试剂，放入沸水浴中加热，观察反应现象并解释之。

8. 淀粉与碘液显色反应

在试管中加入2%淀粉溶液5滴和碘液1滴，观察有何颜色变化，再加热有何现象，放置冷却后又有什么变化？

五、注意事项

[1] 班乃迪试剂是经过改良的斐林试剂，主要成分是硫酸铜、柠檬酸钠和碳酸钠。班乃迪试剂比斐林试剂稳定，与还原糖的作用极为灵敏。

班乃迪试剂的配制：将17.3g硫酸铜溶于100mL蒸馏水中，另将100g无水碳酸钠和173g柠檬酸钠溶于800mL热蒸馏水中。将两溶液混合，用蒸馏水稀释至1000mL。若浑浊，需过滤后方可使用。

[2] 各种糖与苯肼形成糖脎的时间及结晶形状不同，可用于鉴别不同的糖。果糖、葡萄糖、甘露糖形成相同的糖脎。乳糖与麦芽糖的糖脎易溶于热水，冷却后方可得到结晶。

[3] 实验很灵敏，自单糖到纤维素均有反应。此外，丙酮、甲酸、乳酸、草酸、葡萄

糖醛酸及糠醛衍生物等也能与莫里许试剂产生颜色。因此，阴性反应是糖类不存在的确证，而阳性反应则只表明可能含有糖类。

莫里许试剂的配制：将 10g α-萘酚溶于 95％乙醇中，再用 95％乙醇稀释至 100mL。用前配制。

[4] 西里瓦诺夫试剂的配制：将 0.05g 间苯二酚溶于 50mL 浓盐酸中，稀释至 100mL。

六、思考题

1. 何谓还原糖？它们在结构上有什么特点？如何区别还原糖和非还原糖？
2. 若用蔗糖水解液制取糖脎，能得到几种特征晶形的脎，为什么？
3. 蔗糖与班乃迪试剂长时间加热时，有时也能得到正性结果，怎样解释此现象？
4. 为什么可以利用碘溶液定性地了解淀粉水解进行的程度？
5. 用简便的化学方法鉴别下列化合物：葡萄糖、果糖、麦芽糖、蔗糖、乳糖、淀粉。

实验二十一　氨基酸、蛋白质的性质

一、实验目的

1. 熟悉氨基酸主要的化学性质。
2. 了解蛋白质的基本结构和重要的化学性质。
3. 掌握鉴别氨基酸和蛋白质的方法。

二、实验原理

向蛋白质水溶液中加入浓的无机盐溶液，可使蛋白质的溶解度降低，而从溶液中析出，这种作用叫做盐析。这样盐析出的蛋白质仍旧可以溶解在水中，而不影响原来蛋白质的性质，因此盐析是个可逆过程。利用这个性质，采用分段盐析方法可以分离提纯蛋白质。

在热、酸、碱、重金属盐、紫外线等作用下，蛋白质会发生性质上的改变而凝结起来。这种凝结是不可逆的，不能再使它们恢复成原来的蛋白质。蛋白质的这种变化叫做变性，蛋白质变性之后，紫外吸收、化学活性以及黏度都会上升，变得容易水解，但溶解度会下降。

蛋白质变性后，就失去了原有的可溶性，也就失去了它们生理上的作用。因此蛋白质的变性凝固是个不可逆过程。

造成蛋白质变性的原因如下。

物理因素：加热、加压、搅拌、振荡、紫外线照射、X射线、超声波等。

化学因素：强酸、强碱、重金属盐、三氯乙酸、乙醇、丙酮等。

尿素加热至180℃左右，生成双缩脲并放出一分子氨。双缩脲在碱性环境中能与Cu^{2+}结合生成紫红色化合物，此反应称为双缩脲反应。蛋白质分子中有肽键，其结构与双缩脲相似，也能发生此反应。可用于蛋白质的定性或定量测定。

双缩脲反应不仅为含有两个以上肽键的物质所有。含有一个肽键和一个—CS—NH$_2$、—CH$_2$—NH$_2$、—CRH—NH$_2$，—CH$_2$—NH—CH(NH$_2$)—CH$_2$OH 或—CHOHCH$_2$NH$_2$ 等基团的物质以及乙二酰二胺（NH$_2$OCCONH$_2$）等物质也有此反应。一切蛋白质或二肽以上的多肽都有双缩脲反应，但有双缩脲反应的物质不一定都是蛋白质或多肽。

除脯氨酸、羟脯氨酸和茚三酮反应产生黄色物质外，所有 α-氨基酸及一切蛋白质都能和茚三酮反应生成蓝紫色物质。β-丙氨酸、氨和许多一级胺都呈阳性反应。尿素、马尿酸、二酮吡嗪和肽键上的亚氨基不呈现此反应。因此，虽然蛋白质和氨基酸均有茚三酮反应，但能与茚三酮呈阳性反应的不一定就是蛋白质或氨基酸。在定性、定量测定中，应严防干扰物存在。该反应十分灵敏，是一种常用的氨基酸定量测定方法。

茚三酮反应分为两步，第一步是氨基酸被氧化形成 CO$_2$、NH$_3$ 和醛，水合茚三酮被还原成还原型茚三酮；第二步是所形成的还原型茚三酮与另一个水合茚三酮分子和氨缩合生成有色物质。此反应的适宜 pH 为 5～7，同一浓度的蛋白质或氨基酸在不同 pH 条件下的颜色深浅不同，酸度过大时甚至不显色。

含有苯环结构的氨基酸，如酪氨酸和色氨酸，遇硝酸后，可被硝化成黄色物质，该化合物在碱性溶液中进一步形成橙黄色的硝醌酸钠。多数蛋白质分子含有带苯环的氨基酸，所以有黄色反应，苯丙氨酸不易硝化，需加入少量浓硫酸才有黄色反应。

三、实验仪器与试剂

仪器：常用仪器，水浴锅。

试剂：蛋白质溶液，5％硫酸铜，0.5％甘氨酸，0.5％酪氨酸，0.5％苯丙氨酸，饱和硫酸铵，5％碱性醋酸铅，1％硫酸铜，5％甘氨酸，0.1％茚三酮，饱和苦味酸，5％单宁酸，10％ NaOH，95％乙醇，浓硝酸，5％醋酸，30％ NaOH，红色石蕊试纸，10％硝酸铅。

四、实验步骤

1. 盐析试验

取一支试管，加入蛋白质溶液 20 滴，再加入 20 滴饱和硫酸铵溶液，振荡后析出蛋白质沉淀，溶液变浑浊。取浑浊液 10 滴于另一试管中，加入蒸馏水 2mL，振荡后观察现象，为什么？

2. 醇对蛋白质的作用

取 10 滴蛋白质溶液于试管中，加入 10 滴 95％乙醇，振荡，静置数分钟，溶液浑浊，取浑浊液 10 滴于另一试管中，再加入蒸馏水 1mL，振摇，观察现象，与盐析结果比较。

3. 蛋白质与重金属盐作用

取 2 支试管，各加入蛋白质溶液 10 滴，再在其中一支试管中加入 5％碱式醋酸铅溶液 1 滴，另一支试管中加入 5％硫酸铜溶液 1 滴，立即产生沉淀（切勿加过量试剂，否则，沉淀又复溶解）[1]。再用水稀释，观察沉淀是否溶解，与盐析结果作比较（本试验可用 5％甘氨酸溶液作对比试验）。

4. 蛋白质与生物碱试剂作用

取 2 支试管，各加入 10 滴蛋白质溶液和 2 滴 5％醋酸[2]，一管加入饱和苦味酸 2 滴，另一管加入 5％单宁酸 2 滴[3]。观察有无沉淀生成。

5. 茚三酮试验[4]

取 2 支试管，分别加 4 滴蛋白质溶液和 4 滴 0.5％甘氨酸溶液，再分别加入 3 滴 0.1％茚三酮溶液，混合后，放在沸水浴中加热 1～5min，观察并比较两管的显色时间及颜色情况。

6. 双缩脲试验[5]

取 2 支试管，分别加入 10 滴蛋白质溶液、0.5％甘氨酸溶液，再各加入 10 滴 10％氢氧化钠溶液，混合后，再分别加入 1～2 滴 1％硫酸铜溶液（勿过量）振荡后，观察现象，比较结果。

7. 黄蛋白试验[6]

取一支试管，加入 5 滴蛋白质溶液及 2 滴浓硝酸，出现白色沉淀或浑浊，然后加热煮沸，观察现象，反应液冷却后再滴入 10% 氢氧化钠溶液至反应液呈碱性，观察颜色变化（这一反应结果，表明蛋白质分子中含有什么基本结构？可能有哪些氨基酸？用苯丙氨酸和酪氨酸对比）。

8. 蛋白质的碱解

取 1mL 蛋白质溶液放在试管里，加入 2mL 30% NaOH 溶液，把混合物煮沸 2～3min，此时析出沉淀，继续沸腾时，沉淀又溶解，放出氨气（可用红色石蕊试纸放在试管口检出）。

向上面的热溶液中加入 1mL 10% 硝酸铅溶液，再将混合物煮沸，起初生成的白色氢氧化铅沉淀溶解在过量的碱液中。如果蛋白质与碱作用有硫脱下，则生成硫化铅，结果清亮的液体逐渐变成棕色。当脱下的硫较多时，则析出暗棕色或黑色的硫化铅沉淀。

五、注意事项

[1] 沉淀复溶于过量沉淀剂中，这是沉淀吸附了过量的金属离子使沉淀胶粒带电形成新的双电层所致。

[2] 加醋酸的作用是使蛋白质处在酸性环境中，呈阳离子状态存在，使它更易于与生物碱试剂作用，沉淀更明显。

[3] 生物碱试剂过量时，也会出现沉淀复溶于过量沉淀剂的现象。

[4] 茚三酮试验，蛋白质、α-氨基酸均有正性反应，但脯氨酸、羟脯氨酸、β-氨基酸与茚三酮作用显黄色（并非正常的紫红色），为负性结果，N-取代 α-氨基酸、γ-氨基酸亦为负性结果，而伯胺、氨及某些羟胺化合物对本试验有干扰。

[5] 双缩脲反应正常显蓝紫色或淡红色，这是双缩脲与铜离子形成络合物所致。

本试验应防止加入过多的硫酸铜溶液，否则生成过多的氢氧化铜沉淀，有碍于对紫色或淡红色的观察。

[6] 带有苯环的氨基酸包括：酪氨酸、苯丙氨酸和色氨酸。它们之中，酪氨酸苯环上的羟基活化了苯环，使得黄蛋白反应较容易进行，而苯丙氨酸苯环的硝化却较难发生。以酪氨酸为例，黄蛋白反应的方程式为：

六、思考题

1. 盐析作用的原理是什么？盐析在化学工作中有什么应用？
2. 怎样区别氨基酸与蛋白质？
3. 作蛋白质的沉淀试验和颜色反应试验时应注意哪些问题？

实验二十二 正溴丁烷的制备

一、实验目的

1. 学习以溴化钠、浓硫酸和正丁醇为原料制备正溴丁烷的方法与原理。
2. 练习带有吸收有害气体装置的回流加热操作。

二、实验原理

主反应:

$$NaBr + H_2SO_4 \longrightarrow HBr + NaHSO_4$$
$$n\text{-}C_4H_9OH + HBr \rightleftharpoons n\text{-}C_4H_9Br + H_2O$$

副反应:

$$n\text{-}C_4H_9OH \xrightarrow{H_2SO_4} CH_3CH_2CH{=\!=}CH_2 + H_2O$$
$$2n\text{-}C_4H_9OH \xrightarrow{H_2SO_4} C_4H_9OC_4H_9 + H_2O$$
$$2HBr + H_2SO_4 \longrightarrow Br_2 + SO_2 + 2H_2O$$

三、实验仪器与试剂

仪器:半微量有机制备仪,100mL 圆底烧瓶,球形冷凝管,导气管,小玻璃漏斗,10mL 量筒,250mL 烧杯,弯管,直形冷凝管,尾接管,真空塞,分液漏斗两个,10mL 圆底烧瓶 2 个,30mL 锥形瓶 1 个,蒸馏头,温度计套管,温度计(200℃),电热套。

试剂:浓 H_2SO_4,$n\text{-}C_4H_9OH$,NaBr,饱和 $NaHCO_3$ 溶液,5%NaOH,无水 Na_2SO_4。

四、实验步骤

在 100mL 圆底烧瓶中加入 10mL 水,并小心加入 14mL 浓硫酸[1],混合均匀后冷却至室温。加入 9.2mL(7.4g,0.10mol)正丁醇及 13g(约 0.13mol)溴化钠,振摇后,加入几粒沸石,装上回流冷凝管,冷凝管上端接一溴化氢吸收装置(使漏斗口恰好接触水面,切勿浸入水中,以免倒吸),用 5%氢氧化钠溶液(也可用水)作吸收剂,装置见图 3-1。

将烧瓶在电热套上加热回流 0.5h[2],调节电热套电压使反应物保持沸腾而又平稳地回流,回流过程中不时摇动烧瓶,以使反应物充分接触。由于无机盐水溶液有较大的相对密度,不久会分出上层液体即正溴丁烷。回流需 30~40min。反应完毕,稍冷却后改为蒸馏装置(见图 2-19),蒸出正溴丁烷粗品,至馏出液清亮为止。

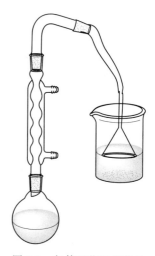

图 3-1 气体吸收回流装置

将馏出液移入分液漏斗中，加入等体积水洗涤[3]，分去水层，有机相转入另一干燥的分液漏斗中，用等体积的浓硫酸洗涤一次，分出硫酸层。有机层再依次用等体积的水、饱和碳酸氢钠溶液及水各洗涤一次后转入干燥的锥形瓶中，用1～2g无水硫酸钠干燥后蒸馏[4]，收集99～103℃的馏分。称量、计算产率。一般产量为7～8g。

纯正溴丁烷的沸点为101.6℃，折射率 n_D^{20} 为1.4399。

五、注意事项

[1] 加浓硫酸时要少量多次，边加边冷却，彻底冷却后加溴化钠。

[2] 回流时要小火，注意溴化氢吸收装置，玻璃漏斗不要浸入水中，防止倒吸。

[3] 洗涤时注意顺序，哪一层是产品要分清，分液要彻底。

[4] 最后蒸馏时仪器要干燥，不得将干燥剂倒入蒸馏瓶内。

六、思考题

1. 正溴丁烷是否蒸完，可从哪些方面判断？

2. 本实验中硫酸的作用是什么？硫酸的用量过大或过小有何不好？

3. 为什么用饱和碳酸氢钠溶液洗涤前先要用水洗涤一次？

实验二十三　乙酸乙酯的制备

一、实验目的

1. 熟练掌握蒸馏、洗涤、干燥、分液漏斗的使用等制备乙酸乙酯的基本操作。
2. 了解酯化作用的一般原理与方法。

二、实验原理

羧酸和醇作用生成酯和水的反应，称为酯化反应。其逆反应叫作酯的水解反应。在无催化剂的情况下，反应进行得非常缓慢，需要很长时间才能达到平衡。用催化剂和加热的方法可以使反应达到平衡。但是不能改变平衡混合物的比例关系。为了提高酯的产率，根据平衡移动原理应采取以下措施。

增加反应物之一（酸或醇）的用量；移去生成物（酯和水），使生成物脱离反应体系。

至于使用过量酸还是过量醇，则取决于原料来源难易和操作是否方便等因素。本实验中，是用过量乙醇与乙酸作用（因为乙醇比乙酸便宜），并以浓硫酸作催化剂以及利用它的吸水作用，在 $110\sim120℃$ 的温度下，使酯化反应顺利进行。反应式如下：

$$CH_3COOH+C_2H_5OH \longrightarrow CH_3COOC_2H_5+H_2O$$

副反应：

$$2C_2H_5OH \xrightarrow{H_2SO_4} C_2H_5OC_2H_5+H_2O$$

利用乙酸乙酯能与水、乙醇形成低沸点共沸物的特性，从反应体系中蒸馏出来。即乙酸乙酯和水形成共沸混合物（bp 为 $70.4℃$）比乙醇（bp 为 $78℃$）和乙酸（bp 为 $118℃$）的沸点都低，很容易蒸出。

初馏液中除乙酸乙酯外，还含有少量乙醇、水、乙酸、乙醚、亚硫酸等，故需用碳酸钠溶液洗去酸，用饱和氯化钙溶液洗涤其中的醇，并用无水硫酸镁进行干燥。

乙酸乙酯是无色易燃的液体，具有水果香味。

三、实验仪器与试剂

仪器：三口烧瓶（125mL），圆底烧瓶（125mL），球形冷凝管，直形冷凝管，尾接管，滴液漏斗，分液漏斗，温度计（150℃），蒸馏烧瓶，接液管，量筒，锥形瓶。

试剂：无水乙醇，冰醋酸，浓硫酸，饱和碳酸钠溶液，饱和食盐水，饱和氯化钙溶液，无水硫酸钠，沸石，pH 试纸。

四、实验步骤

1. 粗制

方法一：在 125mL 圆底烧瓶中，加入 19mL（约 16.5g）无水乙醇和 12mL（约 12g）

冰醋酸，再小心加入 5mL 浓硫酸，混合均匀，并加入几粒沸石，装上球形冷凝管。用电热套加热，保持缓缓地回流 0.5h，然后让瓶内反应物冷却后，改成蒸馏装置，接收瓶可用冷水冷却。将粗产物蒸出，收集 80℃以下馏分（约为反应物总体积的 1/2）。

方法二[1]：在 125mL 三口烧瓶中，加入 12mL 95%乙醇，在振摇下分批加入 12mL 浓硫酸使混合均匀，并加入几粒沸石。三口烧瓶两侧分别插入 60mL 滴液漏斗及温度计，漏斗末端及温度计的水银球浸入液面以下，距瓶底约 0.5～1cm。中间一口通过蒸馏弯管与直形冷凝管连接，冷凝管末端连接一接液管，用 50mL 锥形瓶作接收瓶。将 12mL 95% 乙醇及 12mL 冰醋酸（约 12.6g，0.21mol）的混合液，经由 60mL 滴液漏斗滴入蒸馏瓶内 3～4mL，然后将三口烧瓶在石棉网上用小火加热，使瓶中反应液温度升到 110～120℃[2]。这时在蒸馏管口应有液体蒸出来，再从滴液漏斗慢慢滴入其余的混合液。控制滴入速度和蒸出速度大致相等，并维持反应液温度升高到 130℃时不再有液体馏出为止。

2. 除杂

在此馏出液中慢慢加入饱和碳酸钠溶液（约 10mL），时加摇动，直至无二氧化碳气体逸出（用 pH 试纸检验，酯层应呈中性）。将混合液移入分液漏斗，充分振摇（注意活塞放气）后，静置。分去下层水溶液，酯层用 10mL 饱和食盐水洗涤后[3]，再每次用 10mL 饱和氯化钙溶液洗涤 2 次，最后用蒸馏水洗一次。弃去下层液，酯层自分液漏斗上口倒入干燥的 50mL 锥形瓶中，用无水硫酸钠干燥。

3. 精制

将干燥的粗乙酸乙酯滤入干燥的蒸馏瓶中，加入沸石后在水浴上进行蒸馏，收集 73～78℃的馏分[4]。称重，计算产率。

4. 检验

测其折射率，与文献值对照。

五、注意事项

[1] 方法二所采用的酯化方法，仅适用于合成一些沸点较低的酯类。其优点是能连续进行，用较小容积的反应瓶制得较大量的产物。对于沸点较低的酯类，若采用相应的酸和醇回流加热来制备，效果常不理想。

[2] 温度不宜过高，否则会增加副产物乙醚的含量。滴加速度太快会使醋酸和乙醇来不及作用就随着酯和水一起蒸出，从而影响酯的产率。

[3] 碳酸钠必须洗出，否则下一步用饱和氯化钙溶液洗去醇时，会产生絮状的碳酸钙沉淀，造成分离的困难。为减少酯在水中的溶解度（每 17 份水溶解 1 份乙酸乙酯），这里用饱和食盐水洗。

[4] 乙酸乙酯与乙醇、水能形成二元或三元共沸物，其组成及沸点见表 3-1。

表 3-1 乙酸乙酯与乙醇、水的共沸物组成及沸点

沸点/℃	组成/%		
	乙酸乙酯	乙醇	水
70.2	82.6	8.4	9.0
70.4	91.9	—	8.1
71.8	69.0	31.0	—

由上表可知，若洗涤不净或干燥不够时，都使沸点降低，影响产率。

本实验所用装置如图 3-2 所示。

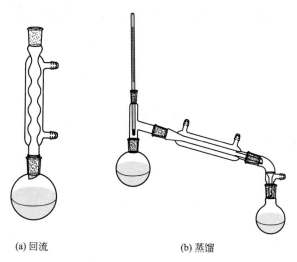

(a) 回流   (b) 蒸馏

图 3-2　回流及蒸馏装置

六、思考题

1. 酯化反应有什么特点？
2. 本实验如何创造条件促使酯化反应尽量向生成乙酸乙酯的方向进行？
3. 本实验可能有哪些副反应？粗产品中会含有哪些杂质？这些杂质是如何除去的？
4. 如果采用醋酸过量是否可以？为什么？

实验二十四　乙酸正丁酯的合成

一、实验目的

1. 掌握共沸蒸馏分水法的原理和油水分离器的使用。
2. 掌握液体化合物的分离提纯方法。

二、实验原理

制备酯类最常用的方法是由羧酸和醇直接合成。合成乙酸正丁酯的反应如下：

$$\underset{O}{\overset{O}{\underset{\|}{CH_3COH}}} + CH_3CH_2CH_2CH_2OH \xrightleftharpoons{H_2SO_4} \underset{O}{\overset{O}{\underset{\|}{CH_3COCH_2CH_2CH_2CH_3}}} + H_2O$$

酯化反应是一个可逆反应，而且在室温下反应速率很慢。加热、加酸（H_2SO_4）作催化剂，可使酯化反应速率大大加快。同时为了使平衡向生成物方向移动，可以采用增加反应物浓度（冰醋酸），和将生成物除去的方法，使酯化反应趋于完全。为了将反应中的生成物水除去，利用酯、酸和水形成二元或三元恒沸物，采取共沸蒸馏分水法。使生成的酯和水以共沸物形式蒸出来，冷凝后通过分水器分出水，油层则回到反应器中。

三、实验仪器与试剂

仪器：圆底烧瓶，分水器，球形冷凝管，直形冷凝管，蒸馏头，温度计，接收管，分液漏斗，锥形瓶，蒸馏烧瓶，电热套等。

试剂：正丁醇 9.3g（11.5mL，0.125mol），冰醋酸 9.4g（9mL，0.15mol），浓硫酸，10%碳酸钠，无水硫酸钠。

四、实验步骤

在 100mL 干燥的圆底烧瓶中加入 11.5mL 正丁醇和 9mL 冰醋酸[1]，再滴入 3～4 滴浓硫酸[2]，混匀后，放入 1～2 粒沸石，按图 3-3(a) 装配好反应装置。

在分水器中加入计量过的水，使水面稍低于分水器回流支管的下沿。打开冷凝水，反应瓶在电热套中，加热回流。反应过程中，不断有水分出，并进入分水器的下部，通过分水器下部的开关将水分出（要留存）[3]，要注意水层与油层的界面，不要将油层放掉。反应约 40min 后，分水器中的水层不再增加时，即为反应的终点。

将分水器中液体倒入分液漏斗，分出水层，量取水的体积，减去预加入的水量，即为反应生成的水量。上层的油层与反应液合并，分别用 10mL 水、10mL 10%碳酸钠[4]、10mL 水洗涤反应液，将分离出来的上层油层倒入一干燥的小锥形瓶中，加入无水硫酸钠干燥[5]，直至液体澄清。干燥后的液体，用少量棉花通过三角漏斗过滤至干燥的 100mL 蒸馏烧瓶中，加入沸石，按图 3-3(b) 安装蒸馏装置，加热，收集 124～127℃的馏分[6]。产品称重，计算产率，测其折射率，与文献值对照。

本实验所用装置如图 3-3 所示。

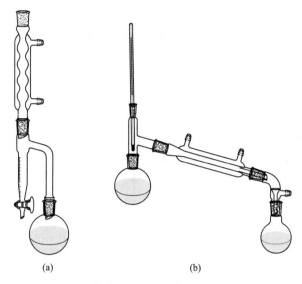

(a)   (b)

图 3-3　带分水器的回流装置和蒸馏装置

五、注意事项

　　[1] 高浓度醋酸在低温时凝结成冰状固体（熔点 16.6℃）。取用时可用温水浴温热使其熔化后量取。注意不要碰到皮肤，防止灼伤。

　　[2] 浓硫酸起催化剂的作用，只需少量即可。也可用固体超强酸作催化剂。

　　[3] 当酯化反应进行到一定程度时，可连续蒸出乙酸正丁酯、正丁醇和水的三元共沸物（恒沸点 90.7℃），其回流液组成为：上层三者分别为 86％、11％、3％，下层为 1％、2％、97％。故分水时也不要分去太多的水，而以能让上层液溢流回圆底烧瓶继续反应为宜。

　　[4] 碱洗时注意分液漏斗要放气，否则二氧化碳的压力增大会使溶液冲出来。

　　[5] 本实验中不能用无水氯化钙为干燥剂，因为它与产品能形成络合物而影响产率。

　　[6] 实验结果与讨论：纯乙酸正丁酯是无色液体，有水果香味。沸点 126.5℃，n_D^{20} 1.3941。

六、思考题

　　1. 酯化反应有哪些特点？本实验中如何提高产品收率？又如何加快反应速率？

　　2. 计算反应完全时应分出水的量。

　　3. 在提纯粗产品的过程中，用氢氧化钠溶液代替碳酸钠溶液是否可以？为什么？

实验二十五　乙酰水杨酸的制备

一、实验目的

1. 学习用乙酸酐作酰基化试剂酰化水杨酸制乙酰水杨酸的酯化方法。
2. 巩固重结晶、熔点测定、抽滤等基本操作。
3. 了解乙酰水杨酸的应用价值。

二、实验原理

水杨酸，化学名称为邻羟基苯甲酸，$pK_a = 2.98$，其酸性比苯甲酸和对羟基苯甲酸都强。在 18 世纪，人们已能从柳树皮中提取水杨酸，并注意到了这个化合物在镇痛、退热和抗风湿等方面的药效。其对胃和肠道刺激较大，使用过量会导致内出血，因此人们对其进行了改进。

水杨酸是一个具有双官能团的化合物，一个是酚羟基，一个是羧基。羟基和羧基都可发生酯化反应，当其与乙酸酐作用时就可以得到乙酰水杨酸，即阿司匹林。阿司匹林是历史悠久的解热镇痛药，1899 年 3 月 6 日由德莱塞介绍到临床，并取名为阿司匹林（Aspirin）。阿司匹林已应用百年，成为医药史上三大经典药物之一，至今仍是世界上应用最广泛的解热、镇痛和抗炎药，也是作为比较和评价其他药物的标准制剂。

水杨酸如与过量的甲醇反应就可生成水杨酸的甲酯，它是第一个作为冬青树的香味成分被发现的，通常称之为冬青油。

由于水杨酸本身具有两个不相同的官能团，反应中可形成少量的高分子聚合物，造成产物不纯。为了除去这部分杂质，可使乙酰水杨酸变成钠盐，利用高聚物不溶于水的特点将它们分开，达到分离的目的。

反应进行的完全与否，可以通过氯化铁进行检测。由于酚羟基可与氯化铁水溶液反应形成深紫色的络合物，所以未反应的水杨酸与稀的氯化铁溶液反应呈正结果；而纯净的阿司匹林不会产生紫色。

主反应式

主要副反应：

三、实验仪器与试剂

仪器：真空泵，水浴锅，锥形瓶，量筒，烧杯，布氏漏斗，抽滤瓶，表面皿，红外干燥箱等。

试剂：水杨酸，乙酸酐，饱和碳酸氢钠，1%氯化铁，浓盐酸，苯，无水乙醇，对甲苯磺酸。

四、实验步骤

取 2.7g 水杨酸放入 100mL 干燥的锥形瓶中，加入 3.8mL 乙酸酐和 0.2g 对甲苯磺酸[1]，充分摇动锥形瓶，水浴加热待水杨酸全部溶解后，保持锥形瓶内的温度为 81～85℃（使水浴锅的水温在 86℃左右）[2]；充分晃动反应 25min 左右。稍微冷却后加入 50mL 蒸馏水，充分搅拌，并用冰水冷却 15min，直至白色结晶完全析出。减压过滤，用少量水洗涤，继续减压将溶剂尽量抽干[3]。然后把结晶放在表面皿上，干燥，称重，并计算产率。

精制：留下少量做对比实验，其余用来精制。

方法 1：将粗品加入干燥的 50mL 烧杯中，用尽量少量乙醇将残渣洗入烧杯中，水浴加热溶解（如有不溶物，则趁热过滤，取滤液），加入约 30mL 蒸馏水，充分搅拌，用冰水冷却结晶，抽去水分，将结晶移至表面皿上，干燥后，测熔点并计算产率。

方法 2：将粗品放入 150mL 烧杯中，边搅拌边加入 25mL 饱和碳酸氢钠溶液。加完后继续搅拌几分钟，直至无二氧化碳气泡产生为止。用布氏漏斗过滤，并用 5～10mL 水冲洗漏斗，将滤液合并，倾入预先盛有 3～5mL 浓盐酸和 10mL 水的烧杯中，搅拌均匀，即有乙酰水杨酸沉淀析出。在冰浴中冷却，使结晶析出完全后，减压过滤，结晶用玻璃铲或干净的玻璃塞压紧，尽量抽去滤液，再用冷水洗涤 2～3 次，抽去水分，将结晶移至表面皿上，干燥后，测熔点并计算产率。

方法 3：为了得到更纯的产品，可将上述结晶加到少量热苯中，安装冷凝管在水浴上加热回流。如有不溶物出现，可用预热过的玻璃漏斗趁热过滤（注意：避开火源，以免着火），待滤液冷至室温，此时应有结晶析出。如结晶很难析出，可加入少许石油醚摇匀，把混合溶液稍微在冰水中冷却（注意：冷却温度不要低于 5℃，因苯的凝固点为 5℃）。减压过滤，干燥。

对比试验（纯度检验）：分别取极少量粗制品和精制品乙酰水杨酸，溶解于几滴乙醇中，加 0.1%氯化铁溶液 1～2 滴，观察颜色的变化。

本实验所用反应装置、抽滤装置及红外干燥箱如图 3-4 所示。主要试剂及产品的物理常数见注意事项 4。

五、注意事项

[1] 水杨酸要干燥，乙酸酐最好是新蒸的。

[2] 反应温度不宜过高，否则将增加副产物的生成，如水杨酰水杨酸、乙酰水杨酰水杨酸。

[3] 此处抽气过滤时，布氏漏斗中的滤纸须用少量蒸馏水湿润。

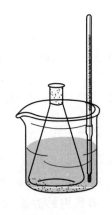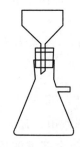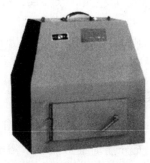

图 3-4　反应装置、抽滤装置及红外干燥箱

[4] 主要试剂及产品的物理常数（文献值）见表 3-2。

表 3-2　水杨酸、醋酐、乙酰水杨酸的物理常数

名称	分子量	mp 或 bp	水	醇	醚
水杨酸	138	158(s)	微	易	易
醋酐	102.09	139.35(l)	易	溶	∞
乙酰水杨酸	180.17	135(s)	溶、热	溶	微

六、思考题

　　1. 本实验使用的仪器为什么必须干燥？

　　2. 用氯化铁溶液检查粗品和纯品，其结果的对比说明了什么？

　　3. 水杨酸的乙酰化比一般的醇或酚更难还是更容易些，为什么？

　　4. 用化学反应式表示在合成乙酰水杨酸时有少量高聚物生成，可用何种方法将其除去？

第四章

综合性实验

一、实验目的

1. 学习提纯氯化钠的原理和 Ca^{2+}、Mg^{2+}、SO_4^{2-} 鉴定方法。

2. 掌握过滤、转移、蒸发浓缩和减压过滤的基本操作。

3. 掌握 Ca^{2+}、Mg^{2+}、SO_4^{2-} 定性鉴定的简单方法。

二、实验原理

粗食盐中含有泥沙等不溶性杂质和 Ca^{2+}、Mg^{2+}、K^+、I^-、Br^-、SO_4^{2-} 等构成的卤化物、硫酸盐可溶性杂质。不溶性杂质可通过过滤除去；可溶性杂质可采用化学法，即加入某些化学试剂，使之转化为沉淀后滤除。具体方法如下。

1. 将粗食盐溶于水，向其中加入稍过量的 $BaCl_2$ 溶液，使溶液中的 SO_4^{2-} 转化为 $BaSO_4$ 沉淀，过滤除去 $BaSO_4$ 和其他不溶性的杂质。

$$Ba^{2+} + SO_4^{2-} \longrightarrow BaSO_4 \downarrow （白色）$$

2. 在滤液中依次加入适量的 $NaOH$ 和 Na_2CO_3 溶液，使溶液中的 Ca^{2+}、Mg^{2+} 以及过量的 Ba^{2+} 转化为沉淀，过滤，除去沉淀。

$$Mg^{2+} + 2OH^- \longrightarrow Mg(OH)_2 \downarrow （白色）$$

$$Ca^{2+} + CO_3^{2-} \longrightarrow CaCO_3 \downarrow （白色）$$

$$Ba^{2+} + CO_3^{2-} \longrightarrow BaCO_3 \downarrow （白色）$$

3. 在滤液中加入适量盐酸，中和溶液中过量的 OH^- 和 CO_3^{2-}，使溶液呈微酸性。

$$H^+ + OH^- \longrightarrow H_2O$$

$$2H^+ + CO_3^{2-} \longrightarrow H_2O + CO_2 \uparrow$$

4. 少量 KBr、KI 等可溶性杂质因含量少，溶解度较大，在 NaCl 结晶过程中仍留在母液中而被除掉。少量多余的盐酸，在干燥 NaCl 时，会以 HCl 的形式逸出。

三、实验仪器与试剂

仪器：托盘天平，蒸发皿（150mL），烧杯（100mL），量筒（25mL），普通漏斗，水循环真空泵，布氏漏斗，抽滤瓶，试管 6 支，酒精灯，试管架，漏斗架，石棉网，玻璃棒。

试剂：粗食盐，$BaCl_2$（$1.0\,mol \cdot L^{-1}$），$NaOH\text{-}Na_2CO_3$（$2.0\,mol \cdot L^{-1}$ NaOH 溶液与饱和 Na_2CO_3 溶液等体积混合）溶液，NaOH（$2.0\,mol \cdot L^{-1}$），HCl（$6.0\,mol \cdot L^{-1}$），镁试剂，饱和 $(NH_4)_2C_2O_4$ 溶液，广泛 pH 试纸，火柴，称量纸，定性滤纸。

四、实验步骤

1. 粗食盐的提纯

（1）粗盐的溶解

用托盘天平称取 5.0g 研细的粗食盐放入 100mL 烧杯中，加入 20.0mL 蒸馏水，加热，搅拌使其溶解。

（2）除 SO_4^{2-}

继续加热溶解的粗盐溶液至近沸腾，在不断搅拌下滴加 $1.0\,mol \cdot L^{-1}$ $BaCl_2$ 溶液约 1mL，继续加热 5min，使沉淀颗粒长大易于过滤。然后将烧杯取下，待固液分层后，沿烧杯壁在上清液中滴加 2～3 滴 $1.0\,mol \cdot L^{-1}$ $BaCl_2$ 溶液，如果无浑浊，表明 SO_4^{2-} 已沉淀完全。如果有浑浊出现，应继续加热溶液并继续滴加 $BaCl_2$ 溶液，直至 SO_4^{2-} 沉淀完全为止。常压过滤，弃去沉淀。

（3）除 Ca^{2+}、Mg^{2+}、Ba^{2+} 等阳离子

将所得滤液加热近沸，边搅拌边滴加 $NaOH\text{-}Na_2CO_3$ 混合溶液至溶液的 pH 约为 11。常压过滤，弃去沉淀。

（4）用 HCl 溶液调整酸度，除去剩余的 CO_3^{2-}

向滤液中逐滴加入 $6.0\,mol \cdot L^{-1}$ HCl 溶液，直至溶液的 pH 为 5～6（用 pH 试纸检验）。

（5）浓缩、结晶

将溶液倒入蒸发皿中，用小火加热蒸发，浓缩溶液至原体积的 1/4，冷却结晶，减压抽滤，用少量蒸馏水洗涤晶体，抽干。将 NaCl 晶体移入蒸发皿中，放在石棉网上，在玻璃棒不断搅拌下，用小火烘干。冷却后称量，计算产率。

2. 产品纯度检验

称取研细的粗食盐和产品各 0.5g，分别溶于 5mL 蒸馏水中，再各分为三等份盛在 6 支试管中，用下面的方法进行定性检验。

（1）SO_4^{2-} 的检验：向分别盛有粗食盐和产品溶液的 2 支试管中，各滴加 2 滴 $1.0\,mol \cdot L^{-1}$ $BaCl_2$ 溶液，观察现象。

（2）Ca^{2+} 的检验：向分别盛有粗食盐和产品溶液的 2 支试管中，各滴加 2 滴饱和 $(NH_4)_2C_2O_4$ 溶液，观察现象。

（3）Mg^{2+} 的检验：向分别盛有粗食盐和产品溶液的 2 支试管中，各滴加 5 滴 2.0mol·L^{-1} NaOH 溶液和 2 滴镁试剂，观察有无天蓝色沉淀生成。

五、思考题

1. 在除去 Ca^{2+}、Mg^{2+}、SO_4^{2-} 时，为什么要先加入 $BaCl_2$ 溶液，然后再加入 Na_2CO_3 溶液和 NaOH 溶液？

2. 为什么要向溶液中滴加盐酸并使之呈微酸性？

3. 在结晶浓缩时，为什么不能把结晶物蒸干？

实验二十七　混合碱分析与测定

一、实验目的

1. 利用双指示剂法分析和测定混合碱的组成和含量的基本原理和方法。
2. 巩固酸碱滴定的基本操作。

二、实验原理

混合碱系指 Na_2CO_3、NaOH、$NaHCO_3$ 的各自混合物及类似的混合物。但不存在 NaOH 和 $NaHCO_3$ 的混合物，为什么？

$0.1mol \cdot L^{-1}$ 的 NaOH、Na_2CO_3、$NaHCO_3$ 溶液的 pH 分别为 13.0、11.6、8.3，用 $0.1mol \cdot L^{-1}$ HCl 分别滴定 $0.1mol \cdot L^{-1}$ NaOH、Na_2CO_3、$NaHCO_3$ 溶液时，如果以酚酞为指示剂，酚酞的变色范围为 8～10，因此，NaOH、Na_2CO_3 可以被滴定，NaOH 转化为 NaCl，Na_2CO_3 转化为 $NaHCO_3$，为第一滴定终点；而 $NaHCO_3$ 不被滴定，当以甲基橙（3.1～4.3）为指示剂时，$NaHCO_3$ 被滴定转化为 NaCl，为第二滴定终点。

分析：

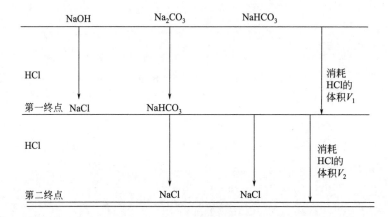

从上述分析可见，通过滴定不仅能够完成定量分析，还可以完成定性分析。

因为 Na_2CO_3 转化生成 $NaHCO_3$ 以及 $NaHCO_3$ 转化为 NaCl 消耗 HCl 的量是相等的，所以，由 V_1 和 V_2 的大小可以判断混合碱的组成。

当 $V_1 > V_2$ 时，说明是 NaOH 和 Na_2CO_3 组成混合碱；当 $V_1 < V_2$ 时，说明是 Na_2CO_3 和 $NaHCO_3$ 组成混合碱。

计算公式：

a. NaOH 和 Na_2CO_3 组成混合碱（$V_1 > V_2$）：

$$w_{NaOH} = \frac{c(V_1 - V_2) \times \frac{M_{NaOH}}{1000}}{m} \times 100\%$$

$$w_{Na_2CO_3} = \frac{c \times 2V_2 \times \frac{1}{2} \times \frac{M_{Na_2CO_3}}{1000}}{m} \times 100\%$$

b. Na_2CO_3 和 $NaHCO_3$ 组成混合碱（$V_1 < V_2$）：

$$w_{Na_2CO_3} = \frac{c \times 2V_1 \times \frac{1}{2} \times \frac{M_{Na_2CO_3}}{1000}}{m} \times 100\%$$

$$w_{NaHCO_3} = \frac{c(V_2 - V_1) \times \frac{M_{NaHCO_3}}{1000}}{m} \times 100\%$$

当 $V_1 = 0$，$V_2 \neq 0$ 或 $V_1 \neq 0$，$V_2 = 0$ 或 $V_1 = V_2 \neq 0$ 时，又如何？

三、实验仪器与试剂

仪器：酸式滴定管（50mL），电子天平（0.1mg），容量瓶（250mL），移液管（25mL）。

试剂：盐酸（$0.1 mol \cdot L^{-1}$），酚酞（$2g \cdot L^{-1}$ 乙醇溶液），甲基橙（0.2%），混合碱试样。

四、实验步骤

1. HCl 标准溶液的标定

准确称量 $0.10 \sim 0.12g$ 无水 Na_2CO_3 三份，分别置于 250mL 锥形瓶中，加入 25.0mL 水溶解，滴加 2～3 滴甲基橙，用 HCl 标准溶液滴定至终点。

注意：终点时生成的是 H_2CO_3 饱和溶液，pH 为 3.9。为了防止终点提前，必须尽可能驱除 CO_2，接近终点时要剧烈振荡溶液，或者加热。

2. 混合碱分析

称取一定量的混合碱于小烧杯中，加入少许水溶解，定量转入 250mL 容量瓶中定容。

滴定，移取 25.00mL 混合碱溶液于 250mL 锥形瓶中，加入 3～4 滴酚酞指示剂，用 HCl 标准溶液滴定至第一滴定终点。记录消耗 HCl 标准溶液的体积 V_1（mL）。再加入 3～4 滴甲基橙指示剂，用 HCl 标准溶液滴定至第二滴定终点[1]。记录消耗 HCl 标准溶液的总体积 V（mL）。平行操作三次。

注意：在第一终点时，生成 $NaHCO_3$ 应尽可能保证 CO_2 不丢失。而在第二终点时，生成 H_2CO_3 应尽可能驱除 CO_2。采取的措施：一是接近终点时，滴定速度一定不能过快，否则，造成 HCl 局部过浓，引起 CO_2 丢失；二是摇动要缓慢，不要剧烈振动[2]。

五、数据记录与处理

1. 判断混合碱的组成

根据第一终点、第二终点消耗 HCl 标准溶液的体积 V_1 和 V_2（$V_2 = V - V_1$）的大小，判断混合碱的组成。

2. 计算分析结果

根据混合碱的组成，写出各自的滴定反应式，推出计算公式，计算各组分的含量。

（1）HCl 标准溶液的标定

	1	2	3
$m(Na_2CO_3)/g$			
$V(HCl)/mL$			
$c(Na_2CO_3)/mol \cdot L^{-1}$			
$c(HCl)/mol \cdot L^{-1}$			
相对平均偏差			

（2）混合碱的测定（写明组分）

		1	2	3
第一终点	V_1/mL			
第二终点	V/mL			
	V_2/mL			
组分 1 含量/%				
组分 1 平均含量/%				
相对平均偏差/%				
组分 2 含量/%				
组分 2 平均含量/%				
相对平均偏差/%				

六、注意事项

[1] 双指示剂法，由于使用了酚酞（由红色至无色）、甲基橙双色指示剂，颜色变化不明显，分析结果的误差较大。可以采用对照的方法提高分析结果的准确度。

[2] CO_2 的保护与驱除。在接近终点时，必须注意 CO_2 的保护与驱除，否则造成终点提前。

七、思考题

1. 双指示剂法测定混合碱的准确度较低，还有什么方法能提高分析结果的准确度？
2. 为什么一般都用强碱氢氧化钠滴定酸？
3. 为什么标准溶液的浓度一般都为 $0.1mol \cdot L^{-1}$，而不宜过高或过低？
4. 酸碱滴定法中，选择指示剂的依据是什么？
5. 干燥的纯 NaOH 和 NaHCO$_3$ 按 2∶1 的质量比混合后溶于水，并用盐酸标准溶液滴定。使用酚酞为指示剂时用去盐酸的体积为 V_1，继续用甲基橙为指示剂，又用去盐酸的体积为 V_2，求 V_1/V_2。（保留 3 位有效数字）

实验二十八　胃舒平药片中铝和镁的测定

一、实验目的

1. 学习药剂测定的前处理方法。
2. 学习用返滴定法测定铝的方法。
3. 掌握沉淀分离的操作方法。

二、实验原理

胃舒平主要成分为氢氧化铝、三硅酸铝及少量中药颠茄流浸膏，在制成片剂时还加了大量糊精等赋形剂。药片中 Al 和 Mg 的含量可用 EDTA 配位滴定法测定。

首先溶解样品，分离除去水不溶物质，然后分取试液加入过量的 EDTA 溶液，调节 pH 至 4 左右，煮沸，使 EDTA 与 Al 配位完全，再以二甲酚橙为指示剂，用 Zn 标准溶液返滴过量的 EDTA，测出 Al 含量。另取试液，调节 pH 将 Al 沉淀分离后在 pH 为 10 的条件下以铬黑 T 作指示剂，用 EDTA 标准溶液滴定滤液中的 Mg。

三、实验仪器与试剂

仪器：滴定管（50mL），容量瓶（250mL），移液管（25mL），锥形瓶（250mL），烧杯（100mL）。

试剂：EDTA 标准溶液（0.0200mol·L^{-1}），Zn^{2+} 标准溶液（0.0200mol·L^{-1}），六亚甲基四胺（20%），三乙醇胺（1:2），氨水（1:1），盐酸（1:1），甲基红指示剂（0.2%乙醇溶液），铬黑 T 指示剂（0.2%），二甲酚橙指示剂（0.2%），NH_3-NH_4Cl 缓冲溶液（pH=10）。

四、实验步骤

1. 样品处理

称取胃舒平药片 10 片，研细后从中称出药粉 2.0g 左右，加入 20.0mL HCl（1:1），加蒸馏水 100.0mL，煮沸，冷却后过滤，并以水洗涤沉淀，收集滤液及洗涤液于 250mL容量瓶中，稀释至刻度，摇匀。

2. 铝的测定

准确吸取上述试液 5.00mL，加水至 25.0mL，滴加 1:1 NH_3·H_2O 溶液至刚出现浑浊，再加 1:1 HCl 溶液至沉淀恰好溶解，准确加入 EDTA 标准溶液 25.00mL，再加入 10.0mL 六亚甲基四胺溶液，煮沸 10min 并冷却后，加入二甲酚橙指示剂 2~3 滴，以 Zn^{2+} 标准溶液的滴定至溶液由黄色变为红色，即为终点。根据 EDTA 加入量与 Zn^{2+} 标准溶液的滴定体积，计算每片药片中 $Al(OH)_3$ 的质量分数。

3. 镁的测定

吸取试液 25.00mL，滴加 1:1 $NH_3 \cdot H_2O$ 溶液至刚出现沉淀，再加 1:1 HCl 溶液至沉淀恰好溶解，加入 2.0g 固体 NH_4Cl，滴加六亚甲基四胺溶液至沉淀出现并过量 15.0mL，加热至 80℃，维持 10~15min，冷却后过滤，以少量蒸馏水洗涤沉淀数次，收集滤液与洗涤液于 250mL 锥形瓶中，加入三乙醇胺溶液 10.0mL、NH_3-NH_4Cl 缓冲溶液 10.0mL 及甲基红指示剂 1 滴，铬黑 T 指示剂少许，用 EDTA 标准溶液滴定至试液由暗红色转变为蓝绿色，即为终点。计算每片药片中 Mg 的质量分数（以 MgO 表示）。

五、数据记录与处理

（1）铝的测定

项目 \ 次数	1	2	3
m_1(药片)/g			
m_2(药粉)/g			
V(试液)/mL		25.00	
V(Zn,标始)/mL			
V(Zn,标终)/mL			
V(Zn,标)/mL			
$Al(OH)_3$/%			
$Al(OH)_3$ 平均值/%			

（2）镁的测定

项目 \ 次数	1	2	3
m_1(药片)/g			
m_2(药粉)/g			
V(试液)/mL		5.00	
V(EDTA 标)/mL		25.00	
V(EDTA,标始)/mL			
V(EDTA,标终)/mL			
V(EDTA,标)/mL			
MgO/%			
MgO 平均值/%			

六、思考题

1. 本实验为什么要称取大样后，再分取部分试液进行滴定？
2. 在分离铝后的滤液中测定镁，为什么要加三乙醇胺？

实验二十九　饮料中维生素C含量的测定

一、实验目的

1. 学习配制和标定 $Na_2S_2O_3$ 溶液、I_2 溶液的原理和方法。
2. 了解直接碘量法的基本原理。
3. 掌握维生素C的测定方法。

二、实验原理

维生素C又称为抗坏血酸，分子式 $C_6H_8O_6$，在医药上和化学上应用非常广泛。在分析化学中常作为还原剂用于分光光度法和配位滴定法等，如将 Fe^{3+} 还原为 Fe^{2+}，Cu^{2+} 还原为 Cu^+，$Au(Ⅲ)$ 还原为 Au 等，因此了解它的分析方法十分重要。维生素C的结构如下：

维生素C分子中含有还原性的烯二醇基，能被碘定量氧化为二酮基，其滴定反应式：

$$C_6H_8O_6 + I_2 \Longrightarrow C_6H_6O_6 + 2HI$$

由于反应速率较快，可以直接用 I_2 标准溶液滴定。通过消耗 I_2 溶液的体积及其浓度可以计算维生素C的含量。由于维生素C有较强的还原性，在空气中，尤其在碱性介质中极易被氧化而变成黄色。测定时加入HAc使溶液呈弱酸性，可减少维生素C的副反应。

用升华法制得的单质碘，可以直接配制标准溶液。由于碘的挥发性及对天平的腐蚀性，不易在分析天平上称重，故经常先配制一个近似浓度的溶液，然后再进行标定。配制 I_2 溶液时加入过量KI，以增加 I_2 在水中的溶解度。溶液须保存在暗处，避免见光而使浓度发生改变，还要避免与橡胶等有机物接触。

本实验先用 $K_2Cr_2O_7$ 标准溶液标定 $Na_2S_2O_3$ 溶液，然后用 $Na_2S_2O_3$ 标准溶液标定 I_2 溶液，最后用 I_2 标准溶液标定维生素C溶液。

三、实验仪器与试剂

仪器：酸式滴定管，托盘天平，电子分析天平，容量瓶，烧杯，移液管。

试剂：$K_2Cr_2O_7$ 标准溶液（$0.0170mol \cdot L^{-1}$），$Na_2S_2O_3 \cdot 5H_2O$，I_2，KI，0.5%淀粉指示剂，HCl溶液（$6mol \cdot L^{-1}$），HAc溶液（$2mol \cdot L^{-1}$）。

四、实验步骤

1. 配制 $0.05mol \cdot L^{-1}$ I_2 溶液

称取 3.3g I_2 和 5g KI 置于研钵中（通风橱中操作），加入少量水研磨，待 I_2 完全溶解后，将溶液转入棕色瓶中加水稀释至 250mL，充分摇匀。

2. 配制 0.1mol·L^{-1} Na$_2$S$_2$O$_3$ 溶液

称取 6.5g Na$_2$S$_2$O$_3$·5H$_2$O，溶于 250mL 新煮沸的冷的蒸馏水中，加入 0.1g Na$_2$CO$_3$[1]，保存在棕色瓶中，放置一周后进行标定。

3. 0.1mol·L^{-1} Na$_2$S$_2$O$_3$ 溶液的标定

用移液管吸取 20mL K$_2$Cr$_2$O$_7$ 标准溶液于 250mL 锥形瓶中，加 5mL 6mol·L^{-1} 的 HCl 溶液，加入 10mL 100g·L^{-1} KI。摇匀后盖上表面皿，于暗处放置 5min[2]。用 100mL 水稀释，用 Na$_2$S$_2$O$_3$ 溶液滴定至浅黄绿色后加入 2mL 淀粉指示剂[3]，继续滴定至溶液蓝色消失并变为绿色即为终点。平行标定 3 次。

4. 0.05mol·L^{-1} I$_2$ 溶液的标定

移取 20mL I$_2$ 溶液置于 250mL 锥形瓶中，用 50mL 水稀释，用 Na$_2$S$_2$O$_3$ 溶液滴定至浅黄色时加入 2mL 淀粉指示剂，继续滴定至溶液蓝色消失并变为绿色即为终点。平行标定 3 次。

5. 维生素 C 含量的测定

移取 25mL 饮料溶液置于 250mL 锥形瓶中，加入 10mL 2mol·L^{-1} HAc 溶液和 1mL 淀粉指示剂，立即用稀释 10 倍的 I$_2$ 标准溶液滴定至稳定的浅蓝色，即为终点。平行标定 3 次。

维生素 C 的质量分数计算公式：

$$w(V_C) = \frac{c(I_2) \times V(I_2) \times 176.13 \text{g·mol}^{-1}}{V(V_C) \times 10} \times 100\%$$

式中　$c(I_2)$——I$_2$ 标准溶液浓度，mol·L^{-1}；

$\quad V(I_2)$——滴定用去 I$_2$ 标准溶液的体积，mL；

$V(V_C)$——加入饮料的体积，mL；

$\quad$173.16——维生素 C 的分子量。

五、注意事项

[1] Na$_2$S$_2$O$_3$ 溶液中加入 Na$_2$CO$_3$ 是为了防止 Na$_2$S$_2$O$_3$ 与溶液溶解的 CO$_2$ 反应。

[2] K$_2$Cr$_2$O$_7$ 与 KI 反应需要一定的时间才能进行完全，故需放置 5min。

[3] 在标定 Na$_2$S$_2$O$_3$ 和 I$_2$ 溶液时，淀粉指示剂应在临近终点时加入，不能加入得过早。

六、思考题

1. 配制 I$_2$ 溶液时加入 KI 的目的是什么？

2. 为什么 Na$_2$S$_2$O$_3$ 溶液应放置一周后进行标定？

3. 为什么在标定 Na$_2$S$_2$O$_3$ 和 I$_2$ 溶液时，淀粉指示剂在临近终点时加入？

4. 测定维生素 C 试样时，为何要在 HAc 介质的溶液中进行？

实验三十　从茶叶中提取咖啡因

一、实验目的

1. 学习从茶叶中提取咖啡因的实验方法。
2. 学习和巩固连续提取、升华、蒸馏等基本操作。

二、实验原理

茶叶中含有多种生物碱，其中咖啡因（又称咖啡碱）占 1‰～5‰，另外还有丹宁（又称鞣酸）占 11‰～12‰，色素、蛋白质等约占 0.6‰。

咖啡因是一种嘌呤衍生物，化学名称为 1,3,7-三甲基-2,6-二氧嘌呤。结构如下：

$$H_3C-N \quad CH_3 \quad O$$

咖啡因是弱碱性化合物，含结晶水的咖啡因为白色针状晶体，溶于水、乙醇、氯仿、丙酮等，微溶于石油醚。在 100℃ 时失去结晶水，开始升华，120℃ 时升华相当显著，178℃ 以上升华加快，无水咖啡因的熔点为 238℃。

本实验是用水和乙醇在脂肪提取器中连续抽提，然后蒸去溶剂，浓缩而得粗咖啡因，再利用升华将咖啡因与其他生物碱和杂质分离而提纯。

图 4-1 是实验室中常见的脂肪提取器。在提取前，先将滤纸卷成圆柱状，其直径略小于提取筒的内径，一端用线扎紧，滤纸筒装入研细的被提取的固体，轻轻压实，上盖以滤纸，放入提取筒中，然后开始加热，使溶剂回流，待提取筒中的溶剂液面超过虹吸管上端后，提取液自动流入加热瓶中，溶剂受热回流，反复循环，直至物质大部分被提取后为止。一般需要数小时才能完成，提取液经浓缩或减压浓缩后，将所得固体进行重结晶或升华，得纯品。

升华是提纯固体有机物的又一常见方法。许多固体物质受热时不经过液态就能直接汽化为蒸气，其蒸气又能直接冷凝为固体，这一过程称为升华。但由于升华要求被提纯物在其熔点温度下具有较高的蒸气压，故仅适用于一部分固体物质，而不是纯化固体物质的通用方法。

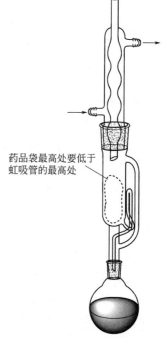

药品袋最高处要低于虹吸管的最高处

图 4-1　常用的脂肪提取器

三、实验仪器与试剂

仪器：蒸发皿（100mL），150℃温度计，玻璃漏斗，量筒（100mL），烧杯（50mL），滤纸筒，脂肪（索氏）提取器，普通蒸馏装置，台秤，分析天平，滤纸，试管，大烧杯，大、小蒸发皿两个，加热套，水浴装置，圆底烧瓶（250mL），圆底烧瓶（100mL），抽滤装置。

试剂：茶叶，95％乙醇，生石灰（CaO）粉，硅钨酸试剂，碘化铋钾试剂，浓氨水，H_2O_2（30％），HCl（5％），H_2SO_4（50g·L^{-1}），砂。

四、实验步骤

1. 萃取

方法一：称取茶叶末10g，装入脂肪提取器的滤纸套筒内[1]，圆底烧瓶中加入100mL 95％乙醇，并加入几粒沸石，水浴加热，连续提取1～1.5h[2]，待冷凝液刚刚虹吸下去时，停止加热。

方法二：称取茶叶末10g，置于250mL圆底烧瓶中，加入100mL 95％乙醇，安装回流装置，加热回流1h。冷后抽滤，将滤液倒入100mL圆底烧瓶中。

2. 蒸馏

改为蒸馏装置，回收大部分乙醇，烧瓶中剩余5～10mL残留液。

3. 升华

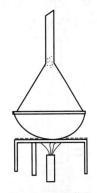
图4-2 升华装置

将残留液倾入蒸发皿，加入3～4g生石灰[3]，在蒸汽浴上蒸干，再用小火焙炒片刻，使水分全部除去[4]，冷却后，将固体粉末铺均匀，擦去沾在边上的粉末，以免在升华时污染产物。取一合适的玻璃漏斗（漏斗的颈部用棉花团塞住，防止蒸气逸出），倒罩在隔以刺有许多小孔的滤纸（孔刺向下）的蒸发皿上，用砂浴小心加热升华[5]（见图4-2）。当纸上出现白色针状结晶时，要控制火焰，尽可能使升华速度放慢，提高结晶纯度。如发现有棕色烟雾时，即升华完毕，停止加热，冷却后，揭开漏斗和滤纸，观察现象，仔细地把附在纸上及器皿周围的咖啡因结晶用小刀刮下。残渣经拌和后，用较大的火焰再加热升华一次。合并两次升华收集的咖啡因，如产品中还有颜色和含有杂质，可用热水重结晶。

4. 检验

（1）与硅钨酸试剂反应：取少量咖啡因，加入少许乙醇溶解，再加入1～2滴硅钨酸试剂，应有淡黄色或白色沉淀出现。

（2）与碘化铋钾试剂反应：取一支试管，加少许咖啡因固体和1mL 50g·L^{-1}硫酸溶液，加入2滴碘化铋钾溶液，有橘黄色沉淀生成则表示有生物碱存在。

（3）紫脲酸铵反应：在蒸发皿或小瓷匙中放入少量咖啡因结晶，加8～10滴30％的H_2O_2，再加5％的稀盐酸4～5滴，置水浴上加热蒸干，残渣显美丽的玫瑰红色。在残渣上滴加 1 滴浓氨水，观察颜色变化，有紫色出现说明有嘌呤环的生物碱存在[6]。

测定熔点，称重，计算产率。

五、注意事项

[1] 滤纸套大小既要紧贴器壁，又要能方便取放，其高度不能超过虹吸管，滤纸包茶叶末时要严防漏出而堵塞虹吸管。

[2] 提取时间视提取液的颜色而定，若提取液颜色很淡，即可停止提取。

[3] 生石灰起吸水和中和作用，以除去部分酸性杂质。

[4] 如水分不除尽，将会在下一步升华开始时带来一些烟雾，污染器皿。

[5] 升华操作是本实验成败的关键，在升华过程中要始终严格控制加热温度。温度太高，会使被烘物炭化。进行再升华时，加热温度也要严格控制，否则使被烘物大量冒烟，导致产物不纯和损失。

[6] 咖啡因可被过氧化氢等氧化剂氧化，生成四甲基偶嘌呤（将其用水浴蒸干，呈玫瑰红色），后者与氨作用即成一紫色的紫脲酸铵。该反应是嘌呤类生物碱的特征反应。

六、思考题

1. 脂肪提取器的萃取原理是什么？它比一般浸泡萃取有哪些优点？
2. 升华操作时应注意什么问题？

实验三十一　从橙皮中提取柠檬烯

一、实验目的

1. 学习水蒸气蒸馏的原理和操作方法。
2. 学习从植物中提取精油的实验方法。

二、实验原理

植物组织中含有许多挥发性物质，这些挥发性成分的混合物统称精油，它们大都具有令人愉快的水果香味。从柠檬、橙子和柚子等水果果皮中提取的精油 90％以上是柠檬烯。柠檬烯又称苧烯，是一种单环萜，分子中有一个手性中心。其 S-(—)-异构体存在于松针油、薄荷油中；R-(＋)-异构体存在于柠檬油、橙皮油中；外消旋体存在于香茅油中。

当不相混溶的液体混合物进行蒸馏时，混合物的沸点比单独任一组分的沸点都要低。用水与不相混溶的有机物所进行的蒸馏叫水蒸气蒸馏。其优点是有机物可在低于 100℃ 的温度下蒸出，馏出的有机物可与水分层而分离，水蒸气蒸馏是分离纯化液体或固体化合物的常用方法之一。它适合于：①沸点较高，在沸点温度下易发生分解或其他化学变化；②混合物中存在大量难挥发树脂或固体杂质；③从混合物中除去挥发性产物；④用其他方法有一定的操作困难。利用水蒸气蒸馏的化合物必须是：①不溶或难溶于水；②与沸水或水蒸气长时间共存不发生任何化学变化；③在 100℃ 附近有一定的蒸气压（一般不小于 1333Pa）。

本实验先采用水蒸气蒸馏法将柠檬烯从橙皮中提取出来，再用二氯甲烷从提取液中萃取，最后蒸去二氯甲烷即获得精油。可通过测定其折射率、比旋光度以及气相色谱法了解其中柠檬烯的纯度和含量。

三、实验仪器与试剂

仪器：水蒸气蒸馏装置，普通蒸馏装置，分液漏斗，折射仪，旋光仪，锥形瓶。

试剂：橙皮，二氯甲烷，无水硫酸钠。

四、实验步骤

将 10g 橙子皮[1] 剪成细碎的碎片，投入 250mL 三口烧瓶中，加入约 30mL 水，按照图 4-3 安装水蒸气蒸馏装置[2]。松开弹簧夹 G，加热水蒸气发生器 B 至水沸腾，T 形管（或三通管）的支管口有大量水蒸气冒出时，夹紧弹簧夹 G，打开冷凝水，水蒸气蒸馏即开始进行，可观察到在馏出液的水面上有一层很薄的油层。当馏出液收集 60～70mL 时，松开弹簧夹 G，然后停止加热[3]。

将馏出液加入分液漏斗中，每次用 10mL 二氯甲烷萃取三次。合并萃取液，置于干燥的 50mL 锥形瓶中，加入适量无水硫酸钠干燥 30min 以上。

将干燥好的溶液滤入 50mL 蒸馏瓶中，用水浴加热蒸馏。当二氯甲烷基本蒸完后改用水泵减压蒸馏，以除去残留的二氯甲烷。最后瓶中只留下少量（几滴～十几滴）橙黄色液体即为橙油[4]。

测定橙油的折射率、比旋光度[5]，并与纯物质比较。有条件的可用气相色谱测定橙油中柠檬烯的含量。

纯柠檬烯：bp176℃；n_D^0 1.4727；$[\alpha]_D^{20}$ +125.6°。

五、注意事项

1. 橙皮最好用新鲜的，若没有，干的也可提取，但效果较差。

2. 亦可用 1000mL 或 500mL 平底烧瓶代替水蒸气发生器。

3. 此时馏出液滴中基本无油。

4. 本实验所得的橙油量较少，因此以上每步处理要非常小心，否则可能得不到。

5. 测定比旋光度可将几个人所得的柠檬烯合并起来，用 95% 乙醇配成 5% 溶液进行测定，将纯柠檬烯配成同样的浓度测定，然后进行比较。

六、实验思考

1. 水蒸气蒸馏装置中的安全管和 T 形管的作用分别是什么？

2. 如何判断有机物已基本蒸馏完？

七、附注：水蒸气蒸馏

1. 装置

水蒸气蒸馏有多种装置，但都是出水蒸气发生器和蒸馏装置两部分组成的，这两部分通过 T 形管相连。图 4-3 是实验室中常见的一种水蒸气蒸馏装置。

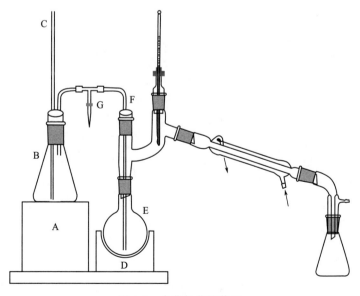

图 4-3　水蒸气蒸馏装置

A—电炉；B—水蒸气发生器；C—安全管；D—电热包；E—蒸馏瓶；

F—蒸气导入管；G—螺旋夹

2. 操作要点

（1）在蒸馏瓶中装入待蒸馏物，装入量一般不超过其容量的 1/3。在水蒸气发生器中注入约 3/4 容积的清水。

（2）按照装置图自下而上，从左到右依次装配各仪器。

（3）打开 T 形管下的弹簧夹，开始加热。

（4）当 T 形管开口处有水蒸气冲出时，开启冷却水，夹上弹簧夹，水蒸气蒸馏即开始。

（5）当蒸至馏出液澄清透明后再多蒸出 10～20mL，即可结束蒸馏。结束蒸馏时应先打开弹簧夹，再移开热源。稍冷后关闭冷却水，取下接收瓶，然后按照与安装相反的次序依次拆除各仪器。

（6）如果被蒸出的是所需要的产物，为固体者可用抽滤回收，为液体者可用分液漏斗分离回收。

3. 注意事项

（1）要注意液面计和安全管中的水位变化。若水蒸气发生器中的水蒸发将尽，应暂停蒸馏，取下安全管，加水后重新开始蒸馏；若安全管中水位迅速上升，说明蒸馏装置的某一部位发生了堵塞，亦应暂停蒸馏，待疏通后重新开始。

（2）需暂停蒸馏时应先打开弹簧夹，再移开热源。重新开始时应先加热水蒸气发生器至水沸腾，当 T 形管开口处有水蒸气冲出时，再夹上弹簧夹。

（3）要控制好加热速度和冷却水流速，使蒸汽在冷凝管中完全冷却下来。

（4）若蒸馏瓶中积水太多，可隔石棉网加热赶出一些。

实验三十二　肥皂的制备和油脂的性质

一、实验目的

1. 学习油脂的重要性质——皂化。
2. 掌握肥皂制备的原理、方法及其性质。

二、实验原理

油脂是动植物细胞的重要组成成分，其含量高低是油料作物品质的重要指标。油脂是高级脂肪酸甘油酯的混合物，其种类繁多，均可溶于乙醚、苯、石油醚、二硫化碳等脂溶性有机溶剂中。

油脂在酸或碱的存在下，或受酶的作用，易被水解成甘油与高级脂肪酸。例如：

$$\begin{array}{l} CH_2{-}O{-}\overset{\overset{O}{\|}}{C}{-}R \\ CH{-}O{-}\overset{\overset{O}{\|}}{C}{-}R' \\ CH_2{-}O{-}\overset{\overset{O}{\|}}{C}{-}R'' \end{array} +3NaOH \xrightarrow{\triangle} \begin{array}{l} CH_2{-}OH \\ CH{-}OH \\ CH_2{-}OH \end{array} \begin{array}{l} RCOONa \\ +R'COONa \\ R''COONa \end{array}$$

高级脂肪酸的钠盐即为常用的肥皂。工业上常将油脂与碱共热水解制成肥皂和甘油，当加入饱和食盐水后，由于肥皂不溶于盐水而被盐析，浮于上层，甘油则溶于盐水，故将甘油和肥皂分开。

所生成的甘油与硫酸铜的氢氧化钠溶液反应得蓝色溶液，可作为甘油的鉴定方法；而肥皂与无机酸作用，则游离出难溶于水的高级脂肪酸。

$$RCOONa + HCl \longrightarrow RCOOH + NaCl$$

由于高级脂肪酸钙盐（钙皂）、镁盐（镁皂）等不溶于水，常用的钠皂溶液遇钙、镁等离子后，就生成钙盐、镁盐沉淀而失效，故肥皂不宜在硬水中使用。在酸性水中，肥皂易生成不溶于水的脂肪酸，造成去污效果不好。

组成油脂的高级脂肪酸中，除硬脂酸、软脂酸等饱和脂肪酸外，还有油酸、亚油酸等不饱和脂肪酸。不同油脂的不饱和度也不同，其不饱和度可根据它们与溴或碘的加成作用进行定性或定量测定。

三、实验仪器与试剂

仪器：抽滤装置，试管，烧杯，玻璃棒，水浴锅。

试剂：花生油，氢氧化钠（$7.5\,mol \cdot L^{-1}$），硫酸铜（5%），氯化钙（10%），硫酸镁（10%），盐酸（10%），溴的四氯化碳溶液，花生油的四氯化碳溶液（10%），猪油的四氯化碳溶液（10％），饱和食盐水，蒸馏水，乙醇（95％）。

四、实验步骤

1. 油脂的化学性质

（1）皂化——肥皂的制备

① 皂化　取 1mL 花生油[1]于一大试管中，加入 1.5mL 95％乙醇[2]及 1mL 7.5mol·L^{-1}氢氧化钠溶液，投入几粒沸石，振荡后，水浴加热（并时常取出振荡）约 30min（最后检查皂化是否完全[3]），即得花生油皂化的乙醇溶液——肥皂溶液。

② 盐析　将皂化液倒入一盛有 10mL 饱和食盐水的小烧杯中，边加边搅拌，这时便有一层肥皂浮于溶液表面。冷却后，进行减压过滤，滤渣即为肥皂，滤液留作鉴别甘油试验。

（2）肥皂的性质

将所制肥皂置于小烧杯中，加入 15mL 蒸馏水，于沸水浴中稍稍加热，并不断搅拌，使其溶解为均匀的肥皂溶液。

① 取一试管，加入 1mL 肥皂溶液，滴加 5～10 滴 10％盐酸溶液，振荡。观察有何现象发生？并说明原因。

② 取二支试管，各加入 1mL 肥皂水溶液，再分别加入 5～10 滴 10％氯化钙和 10％硫酸镁（或氯化镁）溶液。有何现象产生？为什么？

③ 取一支试管，加入 2mL 蒸馏水和 1～2 滴花生油，充分振荡，观察乳浊液的形成。另取一试管，加入肥皂水 2mL，也加 1～2 滴花生油，充分振荡，并观察有何现象？将两支试管静置数分钟后，比较二者稳定程度有何不同？为什么？

2. 油脂中甘油的检查

取两支干净的试管，一支加入 1mL 上述盐析试验所得的滤液，另一支加入 1mL 蒸馏水作空白试验。然后，在两支试管中各加入 1 滴 7.5mol·L^{-1}氢氧化钠溶液及 3 滴 5％硫酸铜溶液。比较二者颜色有何区别？为什么？

3. 油脂的不饱和性

在两支干燥的试管中，分别加入 10 滴 10％花生油的四氯化碳溶液和 10 滴 10％猪油的四氯化碳溶液。然后，分别逐滴加入溴的四氯化碳溶液，并随时加以振荡，直到溴的颜色不褪为止。观察二者与溴的四氯化碳溶液反应现象有否不同，记录二者所需溴的四氯化碳溶液的量，并比较它们的不饱和程度。

五、注意事项

[1] 也可用豆油、棉籽油、猪油、牛油或本实验的粗脂肪浓缩液。

[2] 由于油脂不溶于碱的水溶液，故作用很慢，加入乙醇要增加油脂的溶解度，使油脂与碱形成均匀的溶液，从而加速皂化的进行。

[3] 检查皂化是否完全的方法为：取出几滴皂化液放在试管中，加入 5～6mL 蒸馏水，加热振荡，如无油滴分出，则表示已皂化完全。

六、思考题

1. 如何检验油脂的皂化作用是否完全？
2. 在油脂皂化反应中，氢氧化钠起什么作用？乙醇又起什么作用？
3. 为什么肥皂能稳定油/水型乳浊液？

第五章
设计性实验

实验三十三　食醋中醋酸质量浓度的测定

一、实验目的

1. 掌握食醋中醋酸含量的测定原理和测定方法。
2. 掌握溶液酸度的测定方法。
3. 进一步巩固酸碱滴定法的操作及应用。

二、实验原理

食醋是人们日常生活中不可缺少的调味品，适量地食用食醋，有益于人体健康。食醋中的酸性物质主要是醋酸，醋酸能够杀灭细菌和溶解食物中的钙、铁、磷等有机物，使人容易吸收。食醋中的酸性物质主要是醋酸，可以用酸碱中和反应原理，以已知浓度的氢氧化钠溶液进行中和滴定。反应方程式为：

$$CH_3COOH + NaOH \Longrightarrow CH_3COONa + H_2O$$

化学计量点时溶液的 pH 值约为 8.7，可以选用酚酞作指示剂。

三、实验仪器与试剂

仪器：酸度计，烧杯，容量瓶，玻璃棒，锥形瓶，碱式滴定管，25mL 移液管，洗耳球，滴定台等。

试剂：酚酞，氢氧化钠标准溶液，食醋。

四、实验步骤

1. 实验样品预处理：用移液管准确量取 25.00mL 食醋，转移到 250mL 容量瓶中，加新煮沸的蒸馏水到刻度线，配制成稀醋酸溶液。

2. 使用滴定管或酸度计自拟实验方案。

五、数据记录与处理

氢氧化钠标准溶液的浓度 $c(NaOH) =$ _____ $mol \cdot L^{-1}$

实验次数	第一次	第二次	第三次
待测食醋的体积初读数/mL	0.00	0.00	0.00
待测食醋的体积终读数/mL	25.00	25.00	25.00
待测食醋的体积 V/mL	25.00	25.00	25.00
标准溶液的体积初读数/mL	0	0	0
标准溶液的体积终读数/mL			
标准溶液的体积 $V(NaOH)$/mL			
实验测得食醋的总酸含量/$g \cdot L^{-1}$			
食醋总酸含量的平均值/$g \cdot L^{-1}$			

六、思考题

1. 实验中为何只能测定总酸含量，不能测定各种酸的含量？
2. 哪些因素影响测定食醋中醋酸质量浓度的准确度？
3. 查阅相关国家标准，了解食醋的常规质量评价。

实验三十四　从女贞子中提取齐墩果酸

一、实验目的

1. 寻找从女贞子中提取齐墩果酸的实验方法。
2. 掌握文献检索方法，提高综合实验技能。

二、实验原理

女贞子又名冬青子，为木犀科常绿乔木女贞子的干燥成熟果实，含有女贞子酸、齐墩果酸、熊果酸等有机酸类及糖类、氨基酸、磷脂、挥发油等成分，具有抗炎、抗菌、降低血清胆固醇和抗动脉硬化、降血糖等作用，是目前抗衰老、抗肿瘤方剂中的主要药物之一。

齐墩果酸是一种三萜类化合物，女贞子的主要活性成分之一，有较好的抗肿瘤、消炎、降血脂作用，异名土当归酸，分子式 $C_{30}H_{48}O_3$，分子量 456.71，为白色结晶，不溶于水，可溶于甲醇、乙醇、氯仿、乙醚和丙酮。结构如下所示：

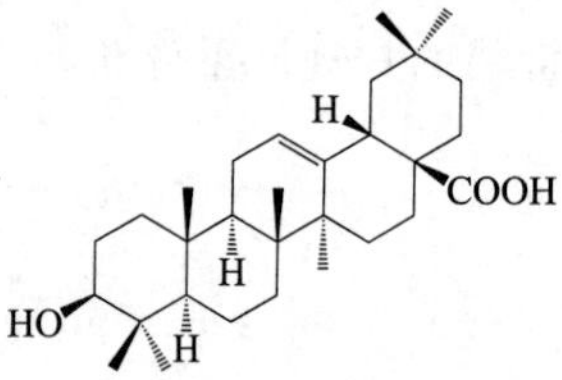

本实验取女贞子果实，用密封式粉碎机粉碎，得女贞子原料粉。用 95% 乙醇在脂肪提取器中连续抽提，蒸去溶剂，浓缩得乙醇浸膏，分别用热水洗，乙醇溶解，氢氧化钠碱化，盐酸酸化，结晶，皂化，水洗得齐墩果酸，并用重结晶法精制。

三、实验仪器与试剂

参考实验原理和相关文献选择合适的仪器与试剂。

四、实验步骤

进行文献检索，设计合理的实验步骤。

五、思考题

1. 齐墩果酸的检测方法有哪些？
2. 女贞子的分布地区有哪些？

实验三十五 配位滴定法测定鸡蛋壳中钙镁总量

一、实验目的

1. 进一步巩固掌握配位滴定分析的方法与原理。
2. 学习使用配位掩蔽排除干扰离子影响的方法。
3. 训练对实物试样中某组分含量测定的一般步骤。

二、实验原理

鸡蛋壳的主要成分为 $CaCO_3$，其次为 $MgCO_3$、蛋白质、色素以及少量的 Fe、Al。

在 pH＝10，用铬黑 T 作指示剂，EDTA 可直接测定 Ca^{2+}，Mg^{2+} 总量，为提高配位选择性，在 pH＝10 时，加入掩蔽剂三乙醇胺使之与 Fe^{3+}、Al^{3+} 等生成更稳定的配合物，以排除它们对 Ca^{2+}、Mg^{2+} 测量的干扰。

三、实验仪器与试剂

$6.0mol \cdot L^{-1}$ HCl，铬黑 T 指示剂，1∶2 三乙醇胺水溶液，NH_4Cl-$NH_3 \cdot H_2O$ 缓冲溶液（pH＝10），$0.01mol \cdot L^{-1}$ EDTA 标准溶液。

四、实验步骤

（1）蛋壳预处理。先将蛋壳洗净，加水煮沸 5～10min，去除蛋壳内表层的蛋白薄膜，然后把蛋壳放入烧杯中用小火烤干，研成粉末。

（2）自拟定蛋壳称量范围的试验方案。

（3）钙镁总量的测定。准确称取一定量的蛋壳粉末，小心滴加 $6.0mol \cdot L^{-1}$ HCl 4～5mL，微火加热至完全溶解（少量蛋白膜不溶），冷却，转移到 250.00mL 容量瓶，稀释至接近刻度线，若有泡沫，滴加 2～3 滴 95%乙醇，泡沫消除后，滴加水至刻度线，摇匀。

吸取试液 25.00mL，置于 250mL 锥形瓶中，分别加去离子水 20.0mL、三乙醇胺 5.0mL，摇匀。再加 NH_4Cl-$NH_3 \cdot H_2O$ 缓冲液 10.0mL，摇匀。放入少许铬黑 T 指示剂，用 EDTA 标准溶液滴定至溶液由酒红色恰变为纯蓝色，即达终点，根据 EDTA 消耗的体积计算 Ca^{2+}、Mg^{2+} 总量，以 CaO 的含量表示。

五、思考题

1. 如何确定蛋壳粉末的称量范围（提示：先粗略确定蛋壳粉中钙、镁含量，再估计蛋壳粉的称量范围）？
2. 蛋壳粉溶解稀释时为何加 95%乙醇可以消除泡沫？
3. 试列出求钙镁总量的计算式（以 CaO 含量表示）。

实验三十六　设计阳离子混合液和阴离子混合液的分离鉴定方法

一、实验目的

1. 掌握待测阳离子混合液的分离与鉴定条件，并能进行分离和鉴定。
2. 掌握阴离子混合液的分离与鉴定条件，并能进行分离和鉴定。
3. 熟悉水浴加热、离心分离和沉淀的洗涤等基本操作技术。

二、实验原理

在生产实际过程中，无机定性分析的试样多是多种离子的混合液，要准确地鉴定它们，若它们之间存在干扰，就必须分离或掩蔽后进行鉴定。分离可采用沉淀分离、配位掩蔽、氧化还原掩蔽以及萃取等手段，如用 KSCN 鉴定 Co^{2+} 时，Fe^{3+} 有干扰，可用酒石酸或 F^- 配位掩蔽 Fe^{3+}，也可用 Zn 或 $SnCl_2$ 还原掩蔽 Fe^{3+}，或在溶液中加入丙酮或乙醇萃取 $[Co(SCN)_4]^{2-}$，在有机相中进行观察，消除其对 Co^{2+} 鉴定反应的干扰。在这些方法中，应用较多的是对阳离子用组试剂沉淀后离心分离，然后再将各组离子进行分离和鉴定，这种方法称为系统分析法。如硫化氢系统分析法、"两酸两碱"系统分析法等。

阴离子主要是非金属元素组成的简单离子和复杂离子，如 X^-、S^{2-}、SO_4^{2-}、ClO_3^-、$[Al(OH)_4]^-$、$[Fe(CN)_6]^{3-}$ 等。大多数阴离子在分析鉴定中，彼此干扰较少，实际上可能共存的阴离子不多，且许多阴离子有特效反应，故常采用分别分析法。只有当先行推测或检出某些离子有干扰时才适当进行掩蔽或分离。由于同种元素可以组成多种阴离子，如硫元素有 S^{2-}、SO_3^{2-}、$S_2O_3^{2-}$、SO_4^{2-} 等，存在形式不同，性质各异，所以分析结果要求知道元素及其存在形式。

在进行混合阴离子的分析时，一般是利用阴离子的分析特性：① 与酸反应放出气体，如阴离子 CO_3^{2-}、SO_3^{2-}、$S_2O_3^{2-}$、S^{2-} 和 NO_2^- 等；② 水溶性，除碱金属盐和 NO_3^-、ClO_3^-、ClO_4^-、Ac^- 等阴离子形成的盐易溶解外，其余的盐类大多数是难溶的；常通过它们与 $AgNO_3$、$BaCl_2$ 的反应所生成的钡盐和银盐的性质的差别来判断；③ 氧化还原性，除 Ac^-、CO_3^{2-}、SO_4^{2-} 和 PO_4^{3-} 外，绝大多数阴离子具不同程度的氧化还原性，如强还原性的阴离子 S^{2-}、SO_3^{2-}、$S_2O_3^{2-}$；弱还原性的阴离子 Cl^-、Br^-；中等还原性的阴离子 I^-；在酸性介质中具有氧化性的 NO_3^-，根据它们所具有的这些特性，进行初步试验，确定离子存在的可能范围，然后进行个别离子的鉴定。

三、实验仪器与试剂

S^{2-}、$S_2O_3^{2-}$、SO_3^{2-} 混合液，Fe^{3+}、Mn^{2+}、Al^{3+}、Zn^{2+} 混合液，其他药品自选。

四、实验步骤

1. 设计分离鉴定 S^{2-}、$S_2O_3^{2-}$、SO_3^{2-} 的方案，并进行实验。

提示：

(1) 在强碱性溶液中，鉴定 S^{2-} 用亚硝酰铁氰化钠，溶液显特殊紫红色示有 S^{2-}。

(2) 利用 $PbCO_3$（$K_{sp}=7.4×10^{-14}$）或 $CdCO_3$ 溶解度（$K_{sp}=5.2×10^{-12}$）远大于 PbS（$K_{sp}=8.0×10^{-29}$）或 CdS（$K_{sp}=8.0×10^{-27}$），故可用 $PbCO_3$ 或 $CdCO_3$ 分离 S^{2-}，同时形成黄色 CdS 或黑色 PbS 沉淀，确证有 S^{2-}。

(3) 利用 $SrSO_3$ 与 SrS_2O_3 溶解度的差异（$SrSO_3$ 微溶，而 SrS_2O_3 可溶于水），可用 $SrCl_2$ 或 $Sr(NO_3)_2$ 来分离它们。

2. 设计分离鉴定 Fe^{3+}、Mn^{2+}、Al^{3+}、Zn^{2+} 的方案，并进行实验。

提示：

(1) Fe^{3+}、Mn^{2+} 可分别鉴定。

(2) Fe^{3+}、Mn^{2+}、Al^{3+}、Zn^{2+} 的分离 取 0.5～1mL 试液，加入 2 滴 $3.0mol·L^{-1}$ NH_4Cl，加 $6.0mol·L^{-1}$ 氨水至生成沉淀后，再多加 3 滴，搅动，加热。冷却后离心分离，用 $0.3mol·L^{-1}$ NH_4Cl 溶液洗沉淀 1～2 次，洗涤液与离心液合并，离心液用于鉴定 Al^{3+}。

(3) Fe^{3+}、Mn^{2+} 与 Al^{3+} 的分离 在步骤（2）的沉淀中，加 3 滴水，6 滴 $6.0mol·L^{-1}$ $NaOH$ 溶液，搅动，加热，离心分离。沉淀不再鉴定。离心液用于鉴定 Al^{3+}。

(4) Zn^{2+} 和 Mn^{2+} 的分离 在步骤（2）的离心液中，加入 5 滴 $6.0mol·L^{-1}$ $NaOH$ 溶液后，加 6 滴水，加 2 滴 3% H_2O_2，混合均匀，水浴加热，分解剩余的 H_2O_2。如有沉淀生成，离心分离，弃去沉淀。离心液用于鉴定 Zn^{2+}。

五、实验结果与讨论

写出各步现象和有关反应方程式并进行讨论。

六、思考题

1. 在上述阴离子混合液的鉴定中，为何不用 HNO_3？
2. 在上述阳离子混合液（2）的分离步骤中，为何不能只用氨水？

实验三十七　纳米 TiO₂ 材料的制备

一、实验目的

1. 了解 TiO_2 纳米材料制备的方法。
2. 掌握用溶胶-凝胶法制备 TiO_2 纳米材料的原理和过程。
3. 掌握纳米材料的标准手段和分析方法。

二、实验原理

胶体是一种分散相粒径很小的分散体系，分散相粒子的重力可以忽略，粒子之间的相互作用主要是短程作用力。溶胶（Sol）是具有液体特征的胶体体系，分散的粒子是固体或者大分子，分散的粒子大小在 $1 \sim 100nm$ 之间。凝胶（Gel）是具有固体特征的胶体体系，被分散的物质形成连续的网状骨架，骨架空隙中充有液体或气体，凝胶中分散相的含量很低，一般为 $1\% \sim 3\%$。凝胶与溶胶的最大不同在于：溶胶具有良好的流动性，其中的胶体质点是独立的运动单位，可以自由流动；凝胶的胶体质点相互联结，在整个体系内形成网络结构，液体包在其中，凝胶流动性较差。

溶胶-凝胶法（Sol-Gel）是化学合成方法之一，是 20 世纪 60 年代中期发展起来的制备玻璃、陶瓷和许多固体材料的一种工艺。即将金属醇盐或无机盐经水解直接形成溶胶或经解凝形成溶胶，然后使溶质聚合凝胶化，再将凝胶干燥、焙烧去除有机成分，最后得到无机材料（见图 5-1）。主要用来制备薄膜和粉体材料。

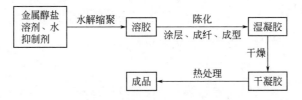

图 5-1　Sol-Gel 法工艺流程

溶胶-凝胶法制备 TiO_2 通常以钛醇盐 $Ti(OR)_4$ 为原料，合成工艺为：钛醇盐溶于溶剂中形成均相溶液，逐滴加入水中后，钛醇盐发生水解反应，同时发生失水和失醇缩聚反应，生成 $1nm$ 左右粒子并形成溶胶，经陈化，溶胶形成三维网络而成凝胶，凝胶在恒温箱中加热以去除残余水分和有机溶剂，得到干凝胶，经研磨后煅烧，除去吸附的羟基和烷基以及物理吸附的有机溶剂和水，得到纳米 TiO_2 粉体。

本实验采用钛酸正丁酯作为合成纳米二氧化钛的原料，由于钛酸正丁酯水解速率相当快，因此控制其水解成为钛酸酯溶胶-凝胶过程中一个至关重要的环节。通常需要对钛酸酯进行化学修饰，引入对水解相对稳定的功能性基团，有效地控制金属烷氧化合物的水解。

三、实验试剂与仪器

仪器：常用常压化学合成仪器一套，电磁搅拌器，烘箱，马弗炉，扫描电镜，XRD。

试剂：钛酸正丁酯，无水乙醇，乙酰丙酮，强酸。

四、实验步骤

采用溶胶-凝胶法以钛醇盐 $Ti(OR)_4$ 为原料，设计 TiO_2 的合成实验步骤。

五、注意事项

该实验分组进行，最后将所有结果汇总并比较。

实验三十八　植物中微量元素的分离与鉴定

一、实验目的

1. 了解从植物中分离和鉴定化学元素的方法。
2. 培养设计实验能力。

二、实验原理

植物有机体主要由 C、H、O、N 等元素组成，此外还有 Ca、Mg、Al、Fe 四种金属元素和 P、I 两种非金属元素。

相关知识：PO_4^{3-} 的鉴定不受其他几种金属离子的干扰，可直接用钼酸铵法鉴定。

Ca^{2+}、Mg^{2+}、Al^{3+}、Fe^{3+} 可通过控制溶液的 pH 进行分离鉴定，下面分别列出相应的氢氧化物完全沉淀时 pH 的范围：>13.0、>11.0、>4.7、>3.2。注意：在 pH>7.8 时，两性氢氧化物 $Al(OH)_3$ 开始溶解。

Ca^{2+} 的鉴定可用草酸铵法：$Ca^{2+}+C_2O_4^{2-}\longrightarrow CaC_2O_4\downarrow$（白色）

Mg^{2+} 的鉴定可在强碱性条件下加镁试剂 I 生成蓝色沉淀来鉴定。

Al^{3+} 的鉴定可在微碱性条件下加铝试剂（金黄色素三羧酸铵）生成红色沉淀的方法来鉴定。

Fe^{3+} 可与 KSCN 和 NH_4SCN 生成血红色配合物，Fe^{3+} 还可与黄血盐生成蓝色沉淀。

三、实验仪器与试剂

药品：HCl（2.0mol·L⁻¹），HNO_3（浓），HAc（1.0mol·L⁻¹），NaOH（2.0mol·L⁻¹），广泛 pH 试纸及鉴定 Ca^{2+}、Mg^{2+}、Al^{3+}、Fe^{3+}、PO_4^{3-} 所用的试剂，松枝，茶叶，海带。

四、实验步骤

1. 从松枝、柏枝、茶叶等植物中任选一种鉴定 Ca^{2+}、Mg^{2+}、Fe^{3+} 和 Al^{3+}

取约 5.0g 已洗净且干燥的植物枝叶（青叶用量适当增加），放在蒸发皿中，在通风橱内用酒精灯加热灰化，然后用研钵将植物灰研细。取一勺灰粉（约 0.5g）于 10.0mL（2mol·L⁻¹）盐酸中，加热并搅拌促使溶解，过滤。

自拟方案鉴定滤液中的 Ca^{2+}、Mg^{2+}、Al^{3+}、Fe^{3+}。

2. 从松枝、柏枝、茶叶等植物中任选一种鉴定磷

用同上的方法制得植物灰粉，取一勺溶于 2.0mol·L⁻¹ 浓 HNO_3 中溶解，然后加水 30.0mL 稀释，过滤。

自拟方案鉴定滤液中的 PO_4^{3-} 。

3. 海带中碘的鉴定

将海带用上述方法灰化，并搅拌促使溶解，过滤。

五、指导与思考

1. 以上各离子的鉴定方法可参考本书相关章节，注意鉴定的条件及干扰离子。

2. 由于植物中以上欲鉴定元素的含量一般都不高，所得滤液中这些离子浓度往往较低，鉴定时取量不宜太少，一般可取 1mL 左右进行鉴定。

3. Fe^{3+} 对 Mg^{2+} 、Al^{3+} 鉴定均有干扰，鉴定前应加以分离。可采用控制 pH 方法先将 Ca^{2+} 、Mg^{2+} 与 Al^{3+} 、Fe^{3+} 分离，然后再将 Al^{3+} 、Fe^{3+} 分离。

六、思考题

1. 植物中还可能含有哪些元素？如何鉴定？

2. 为了鉴定 Mg^{2+} ，某学生进行如下实验：植物灰用较浓的 HCl 浸泡后，过滤。滤液用 $NH_3 \cdot H_2O$ 中和至 pH＝7，过滤。在所得的滤液中加几滴 NaOH 溶液和镁试剂，发现得不到蓝色沉淀。试解释实验失败的原因。

附 录

附录一　常用酸碱指示剂

名　称	变色范围	颜色变化	配 制 方 法
0.1%百里酚蓝	1.2~2.8	红~黄	0.1g百里酚蓝溶于20mL乙醇中,加水至100mL
0.1%甲基橙	3.1~4.4	红~黄	0.1g甲基橙溶于100mL热水中
0.1%溴酚蓝	3.0~1.6	黄~紫蓝	0.1g溴酚蓝溶于20mL乙醇中,加水至100mL
0.1%溴甲酚绿	4.0~5.4	黄~蓝	0.1g溴甲酚绿溶于20mL乙醇中,加水至100mL
0.1%甲基红	4.8~6.2	红~黄	0.1g甲基红溶于60mL乙醇中,加水至100mL
0.1%溴百里酚蓝	6.0~7.6	黄~蓝	0.1g溴百里酚蓝溶于20mL乙醇中,加水至100mL
0.1%中性红	6.8~8.0	红~黄橙	0.1g中性红溶于60mL乙醇中,加水至100mL
0.2%酚酞	8.0~9.6	无~红	0.2g酚酞溶于90mL乙醇中,加水至100mL
0.1%百里酚蓝	8.0~9.6	黄~蓝	0.1g百里酚蓝溶于20mL乙醇中,加水至100mL
0.1%百里酚酞	9.4~10.6	无~蓝	0.1g百里酚酞溶于90mL乙醇中,加水至100mL
0.1%茜素黄	10.1~12.1	黄~紫	0.1g茜素黄溶于100mL水中

附录二　酸碱混合指示剂

指示剂溶液的组成	变色时 pH	颜色 酸色	颜色 碱色	备　注
一份0.1%甲基黄乙醇溶液 一份0.1%亚甲基蓝乙醇溶液	3.25	蓝紫	绿	pH=3.2 蓝紫色 pH=3.4 绿色
一份0.1%甲基橙水溶液 一份0.25%靛蓝二磺酸水溶液	4.1	紫	黄绿	
一份0.1%溴甲酚绿钠盐水溶液 一份0.2%甲基橙水溶液	4.3	橙	蓝绿	pH=3.5 黄色,pH=4.05 绿色 pH=4.3 浅绿色
三份0.1%溴甲酚绿乙醇溶液 一份0.2%甲基红乙醇溶液	5.1	酒红	绿	
一份0.1%溴甲酚绿钠盐水溶液 一份0.1%氯酚钠盐水溶液	6.1	黄绿	蓝紫	pH=5.4 蓝绿色,pH=5.8 蓝色 pH=6.0 蓝带紫,pH=6.2 蓝紫色
一份0.1%中性红乙醇溶液 一份0.1%亚甲基蓝乙醇溶液	7.0	蓝紫	绿	pH=7.0 紫蓝
一份0.1%甲酚红钠盐水溶液 三份0.1%百里酚蓝水溶液	8.3	黄	紫	pH=8.2 玫瑰红 pH=8.4 清晰的紫色
一份0.1%百里酚蓝50%乙醇溶液 二份0.1%酚酞50%乙醇溶液	9	黄	紫	从黄到绿,再到紫

指示剂溶液的组成	变色时 pH	颜 色		备 注
		酸色	碱色	
一份 0.1%酚酞乙醇溶液 一份 0.1%百里酚酞乙醇溶液	9.9	无	紫	pH=9.6 玫瑰红 pH=10 紫红
二份 0.1%百里酚酞乙醇溶液 一份 0.1%茜素黄乙醇溶液	10.2	黄	紫	

附录三　298.15K 时各种酸的酸常数

化 学 式	K_a	pK_a	化 学 式	K_a	pK_a
无机酸			无机酸		
H_3AsO_4	5.50×10^{-3}	2.26	HSO_4^-	1.02×10^{-2}	1.99
$H_2AsO_4^-$	1.73×10^{-7}	6.76	H_2SO_3	1.41×10^{-2}	1.85
$HAsO_4^{2-}$	5.13×10^{-12}	11.29	HSO_3^-	6.31×10^{-8}	7.20
H_2BO_3	5.75×10^{-10}	9.24	$H_2S_2O_3$	2.50×10^{-1}	0.60
H_2CO_3	4.46×10^{-7}	6.35	$HS_2O_3^-$	1.90×10^{-2}	1.72
HCO_3^-	4.68×10^{-11}	10.33	两性氢氧化物		
$HClO_3$	5×10^2	-2.70	$Al(OH)_3$	4×10^{-13}	12.40
$HClO_2$	1.15×10^{-2}	1.94	$SbO(OH)_2$	1×10^{-11}	11.00
H_2CrO_4	1.82×10^{-1}	0.74	$Cr(OH)_2$	9×10^{-17}	16.05
$HCrO_4^-$	3.2×10^{-7}	6.49	$Cu(OH)_2$	1×10^{-19}	19.00
HF	6.31×10^{-4}	3.20	$HCuO_2^-$	7.0×10^{-14}	13.15
H_2O_2	2.40×10^{-12}	11.62	$Pb(OH)_2$	4.6×10^{-16}	15.34
HI	3×10^{-9}	8.52	$Sn(OH)_4$	1×10^{-32}	32.00
H_2S	8.90×10^{-8}	7.05	$Sn(OH)_2$	3.8×10^{-15}	14.42
HS^-	1.20×10^{-13}	12.92	$Zn(OH)_2$	1.0×10^{-29}	29.00
$HBrO$	2.82×10^{-9}	8.55	金属离子		
$HClO$	3.98×10^{-8}	7.4	Al^{3+}	1.4×10^{-5}	4.85
HIO	2.29×10^{-11}	10.64	NH_4^+	5.60×10^{-10}	9.25
$H_2C_2O_4$	5.90×10^{-2}	1.25	Cu^{2+}	1×10^{-8}	8.00
$HC_2O_4^-$	6.46×10^{-5}	4.19	Fe^{3+}	4.0×10^{-3}	2.40
HNO_2	5.62×10^{-4}	3.25	Fe^{2+}	1.2×10^{-6}	5.92
$HClO_4$	3.5×10^2	-2.54	Mg^{2+}	2×10^{-12}	11.70
HIO_4	5.6×10^3	-3.74	Hg^{2+}	2×10^{-3}	2.70
$HMnO_4$	2.0×10^2	-2.3	Zn^{2+}	2.5×10^{-10}	9.60
H_3PO_4	7.5×10^{-3}	2.12	有机酸		
$H_2PO_4^-$	6.23×10^{-8}	7.21	CH_3COOH	1.75×10^{-5}	4.76
HPO_4^{2-}	2.20×10^{-12}	12.67	C_6H_5COOH	6.2×10	4.21
H_2SiO_3	1.70×10^{-10}	9.77	$HCOOH$	1.772×10^{-4}	3.77
$H_2SiO_3^-$	1.52×10^{-12}	11.8	HCN	6.16×10^{-10}	9.21

附录四　298.15K 时各种碱的碱常数

化学式	K_b	pK_b	化学式	K_b	pK_b
CH_3COO^-	5.71×10^{-10}	9.24	NO_3^-	5×10^{-17}	16.30
NH_3	1.8×10^{-4}	3.74	NO_2^-	1.92×10^{-11}	10.71
$C_6H_5NH_2$	4.17×10^{-10}	9.38	$C_2O_4^{2-}$	1.6×10^{-10}	9.80
AsO_4^{3-}	3.3×10^{-12}	11.48	$HC_2O_4^-$	1.79×10^{-13}	12.75
$HAsO_4^{2-}$	9.1×10^{-8}	7.04	MnO_4^-	5.0×10^{-17}	16.30
$H_2AsO_4^-$	1.5×10^{-12}	11.82	PO_4^{3-}	4.55×10^{-2}	1.34
$H_2BO_3^-$	1.6×10^{-5}	4.80	HPO_4^{2-}	1.61×10^{-7}	6.79
Br^-	1×10^{-23}	23.0	$H_2PO_4^-$	1.33×10^{-12}	11.88
CO_3^{2-}	1.78×10^{-4}	3.75	SiO_3^{2-}	6.76×10^{-3}	2.17
HCO_3^-	2.33×10^{-8}	7.63	$HSiO_3^-$	3.1×10^{-5}	4.51
Cl^-	3.02×10^{-23}	22.52	SO_4^{2-}	1.0×10^{-12}	12.00
CN^-	2.03×10^{-5}	4.69	SO_3^{2-}	2.0×10^{-7}	6.70
$(C_2H_5)_2NH$	8.51×10^{-4}	3.07	HSO_3^-	6.92×10^{-13}	12.16
$(CH_3)_2NH$	5.9×10^{-4}	3.23	S^{2-}	8.33×10^{-2}	1.08
$C_2H_5NH_2$	4.3×10^{-4}	3.37	HS^-	1.12×10^{-7}	6.95
F^-	2.83×10^{-11}	10.55	SCN^-	7.09×10^{-14}	13.15
$HCOO^-$	5.64×10^{-11}	10.25	$S_2O_3^{2-}$	4.00×10^{-14}	13.40
I^-	3×10^{-24}	23.52	$(C_2H_5)_3N$	5.2×10^{-4}	3.28
CH_3NH_2	4.2×10^{-4}	3.38	$(CH_3)_3N$	6.3×10^{-5}	4.20

附录五　实验室常用酸碱试剂的浓度和密度

试剂名称	密度	含量/%	浓度/mol·L^{-1}
浓硫酸 H_2SO_4	1.84	96	18
稀硫酸	1.18	25	3
稀硫酸	1.06	9	1
浓盐酸 HCl	1.19	38	12
稀盐酸	1.10	20	6
稀盐酸	1.03	7	2
浓硝酸 HNO_3	1.42	69.8	16
稀硝酸	1.2	32	6
稀硝酸	1.07	12	2
浓磷酸 H_3PO_4	1.7	85	15

试剂名称	密度	含量/%	浓度/mol·L^{-1}
稀磷酸	1.05	9	1
稀高氯酸 HClO$_4$	1.12	19	2
浓氢氟酸 HF	1.13	40	23
冰醋酸 HAc	1.05	90.5	17
稀醋酸	1.04	35	6
稀醋酸	1.02	12	2
浓氢氧化钠 NaOH	1.43	40	14
稀氢氧化钠	1.09	8	2
浓氨水 NH$_3$·H$_2$O	0.88	25～27	15
稀氨水	0.99	3.5	2

附录六 常用缓冲溶液的配制

pH	配制方法
0	1mol·L^{-1}HCl 溶液
1.0	0.1mol·L^{-1}HCl 溶液
2.0	0.01mol·L^{-1}HCl 溶液
3.6	NaAc·3H$_2$O 8g,溶于适量水中,加 6mol·L^{-1}HAc 溶液 134mL,稀释至 500mL
4.0	将 60mL 冰醋酸和 16g 无水醋酸钠溶于 100mL 水中,稀释至 500mL
4.5	将 30mL 冰醋酸和 30g 无水醋酸钠溶于 100mL 水中,稀释至 500mL
5.0	将 30mL 冰醋酸和 60g 无水醋酸钠溶于 100mL 水中,稀释至 500mL
5.4	将 40g 六亚甲基四胺溶于 90mL 水中,加入 20mL 6mol·L^{-1}HCl 溶液
5.7	100g NaAc·3H$_2$O 溶于适量水中,加 6mol·L^{-1}HAc 溶液 13mL,稀释至 500mL
7.0	77g NH$_4$Ac 溶于适量水中,稀释至 500mL
7.5	NH$_4$Cl 60g 溶于适量水中,加浓氨水 1.4mL,稀释至 500mL
8.0	NH$_4$Cl 50g 溶于适量水中,加浓氨水 3.5mL,稀释至 500mL
8.5	NH$_4$Cl 40g 溶于适量水中,加浓氨水 8.8mL,稀释至 500mL
9.0	NH$_4$Cl 35g 溶于适量水中,加浓氨水 24mL,稀释至 500mL
9.5	NH$_4$Cl 30g 溶于适量水中,加浓氨水 65mL,稀释至 500mL
10	NH$_4$Cl 27g 溶于适量水中,加浓氨水 175mL,稀释至 500mL
11	NH$_4$Cl 3g 溶于适量水中,加浓氨水 207mL,稀释至 500mL
12	0.01mol·L^{-1}NaOH 溶液
13	1mol·L^{-1}NaOH 溶液

附录七　常见离子或化合物的颜色

离子或化合物	离子或化合物	离子或化合物
Ag_2O 褐色	BiI_3 白色	$CaHPO_4$ 白色
$AgCl$ 白色	Bi_2S_3 黑色	$CaSO_3$ 白色
Ag_2CO_3 白色	Bi_2O_3 黄色	$[Co(H_2O)_6]^{2+}$ 粉红色
Ag_3PO_4 黄色	$Bi(OH)_3$ 黄色	$[Co(NH_3)_6]^{2+}$ 黄色
$AgCrO_4$ 砖红色	$BiO(OH)$ 灰黄色	$[Co(NH_3)_6]^{3+}$ 橙黄色
$Ag_2C_2O_4$ 白色	$Bi(OH)CO_3$ 白色	$[Co(SCN)_4]^{2-}$ 蓝色
$AgCN$ 白色	$NaBiO_3$ 黄棕色	CoO 灰绿色
$AgSCN$ 白色	CaO 白色	Co_2O_3 黑色
$Ag_2S_2O_3$ 白色	$Ca(OH)_2$ 白色	$Co(OH)_2$ 粉红色
$Ag_3[Fe(CN)_6]$ 橙色	$CaSO_4$ 白色	$Co(OH)Cl$ 蓝色
$Ag_4[Fe(CN)_6]$ 白色	$CaCO_3$ 白色	$Co(OH)_3$ 褐棕色
$AgBr$ 淡黄色	$Ca_3(PO_4)_2$ 白色	$[Cu(H_2O)_4]^{2+}$ 蓝色
AgI 黄色	$Ni(OH)_2$ 淡绿色	$[CuCl_2]^-$ 白色
Ag_2S 黑色	$Ni(OH)_3$ 黑色	$[CuCl_4]^{2-}$ 黄色
Ag_2SO_4 白色	Hg_2SO_4 白色	$[CuI_2]^-$ 黄色
$Al(OH)_3$ 白色	$Hg_2(OH)_2CO_3$ 红褐色	$[Cu(NH_3)_4]^{2+}$ 深蓝色
$BaSO_4$ 白色	I_2 紫色	$K_2Na[Co(NO_2)_6]$ 黄色
$BaSO_3$ 白色	I_3^-（碘水）棕黄色	$(NH_4)_2Na[CO(NO_2)_6]$ 黄色
BaS_2O_3 白色	$\left[O\begin{smallmatrix}Hg\\\\Hg\end{smallmatrix}NH_3\right]I$ 红棕色	CdO 棕灰色
$BaCO_3$ 白色		$Cd(OH)_2$ 白色
$Ba_3(PO_4)_2$ 白色		$CdCO_3$ 白色
$BaCrO_4$ 黄色	PbI_2 黄色	CdS 黄色
BaC_2O_4 白色	PbS 黑色	$[Cr(H_2O)_6]^{2+}$ 天蓝色
$CoCl_2 \cdot 2H_2O$ 紫红色	$PbSO_4$ 白色	$[Cr(H_2O)_6]^{3+}$ 蓝紫色
$CoCl_2 \cdot 6H_2O$ 粉红色	$PbCO_3$ 白色	CrO_2^- 绿色
CoS 黑色	$PbCrO_4$ 黄色	$Cr_2O_4^{2-}$ 黄色
$CoSO_4 \cdot 7H_2O$ 红色	PbC_2O_4 白色	$Cr_2O_7^{2-}$ 橙色
$CoSiO_3$ 紫色	$PbMoO_4$ 黄色	Cr_2O_3 绿色
$K_3[CO(NO_2)_6]$ 黄色	Sb_2O_3 白色	CrO_3 橙红色
$BiOCl$ 白色	Sb_2O_5 淡黄色	$Cr(OH)_3$ 灰绿色

离子或化合物	离子或化合物	离子或化合物
$CrCl_3 \cdot 6H_2O$ 绿色	$Fe_2(SiO_3)_3$ 棕红色	MnO_4^{2-} 绿色
$Cr_2(SO_4)_3 \cdot 6H_2O$ 绿色	FeC_2O_4 淡黄色	MnO_4^{-} 紫红色
$Cr_2(SO_4)_3$ 桃红色	$Fe_3[Fe(CN)_6]_2$	MnO_2 棕色
$Cr_2(SO_4)_3 \cdot 18H_2O$ 紫色	$Fe_4[Fe(CN)_6]_3$ 蓝色	$Mn(OH)_2$ 白色
$FeCl_3 \cdot 6H_2O$ 黄棕色	HgO 红（黄）色	MnS 肉色
FeS 黑色	Hg_2Cl_2 白黄色	$MnSiO_3$ 肉色
Fe_2S_3 黑色	Hg_2I_2 黄色	$MgNH_4PO_4$ 白色
$[Fe(NO)]SO_4$ 深棕色	HgS 红或黑	$MgCO_3$ 白色
$(NH_4)_2Fe(SO_4)_2 \cdot 6H_2O$ 蓝绿色	CuO 黑色	$Mg(OH)_2$ 白色
$(NH_4)_2Fe(SO_4)_2 \cdot 12H_2O$ 浅紫色	Cu_2O 暗红色	$[Ni(H_2O)_6]^{2+}$ 亮绿色
$FeCO_3$ 白色	$Cu(OH)_2$ 淡蓝色	$[Ni(NH_3)_6]^{2+}$ 蓝色
$FePO_4$ 浅黄色	$Cu(OH)$ 黄色	NiO 暗绿色
$Sb(OH)_3$ 白色	$CuCl$ 白色	$PbBr_2$ 白色
$SbOCl$ 白色	CuI 白色	V_2O_5 红棕，橙
SbI_3 黄色	CuS 黑色	ZnO 白色
$Na[Sb(OH)_6]$ 白色	$CuSO_4 \cdot 5H_2O$ 蓝色	$Zn(OH)_2$ 白色
$Sn(OH)Cl$ 白色	$Cu_2(OH)_2SO_4$ 浅蓝色	ZnS 白色
SnS 棕色	$Cu_2(OH)_2CO_3$ 蓝色	$Zn_2(OH)_2CO_3$ 白色
SnS_2 黄色	$Cu_2[Fe(CN)_6]$ 红棕色	ZnC_2O_4 白色
$Sn(OH)_4$ 白色	$Cu(SCN)_2$ 黑绿色	$ZnSiO_3$ 白色
TiO_2^{2+} 橙红色	$[Fe(H_2O)_6]^{2+}$ 浅绿色	$Zn_2[Fe(CN)_6]$ 白色
$[V(H_2O)_6]^{2+}$ 蓝紫色	$[Fe(H_2O)_6]^{3+}$ 淡紫色	$Zn_3[FeCN)_6]_2$ 黄褐色
VO^{2+} 蓝色	$[Fe(CN)_6]^{4-}$ 黄色	$NaAc \cdot Zn(Ac)_2 \cdot 3UO_2(Ac)_2 \cdot 9H_2O$ 黄色
NiS 黑色	$[Fe(CN)_6]^{3-}$ 红棕色	$Na_3[Fe(CN)_5NO] \cdot 2H_2O$ 红色
$NiSiO_3$ 翠绿色	$[Fe(NCS)_n]^{3-n}$ 血红色	$(NH_4)_3PO_4 \cdot 12MoO_3 \cdot 6H_2O$ 黄色
$Ni(CN)_2$ 浅绿色	FeO 黑色	$[Ti(H_2O)_6]$ 紫色
PbO_2 棕褐色	Fe_2O_3 砖红色	$TiCl_3 \cdot 6H_2O$ 紫或绿
Pb_3O_4 红色	$Fe(OH)_2$ 白色	$[V(H_2O)_6]^{3+}$ 绿色
$Pb(OH)_2$ 白色	$Fe(OH)_3$ 红棕色	VO_2^{+} 黄色
$PbCl_2$ 白色	$[Mn(H_2O)_6]^{2+}$ 浅红色	

附录八　一些物质或基团的分子量

物　质	分子量	物　质	分子量	物　质	分子量
$AgNO_3$	169.87	H_3BO_3	61.83	$NaCN$	49.01
Al	26.98	HCl	36.46	$NaOH$	40.01
$Al_2(SO_4)_3$	342.15	$KBrO_3$	167.01	$Na_2S_2O_3$	158.11
Al_2O_3	101.96	KIO_3	214.00	$Na_2S_2O_3 \cdot 5H_2O$	248.18
BaO	153.34	$K_2W_2O_7$	294.19	NH_4Cl	53.49
Ba	137.3	$KMnO_4$	158.04	NH_3	17.03
$BiCl_2 \cdot 2H_2O$	244.28	$KHC_8H_4O_4$	204.23	$NH_3 \cdot H_2O$	35.05
$BaSO_4$	233.4	MgO	40.31	$NH_4Fe(SO_4)_2 \cdot 12H_2O$	482.19
$BaCO_3$	197.35	$MgNH_4PO_4$	137.33	$(NH_4)_2SO_4$	132.14
Bi	208.98	$NaCl$	58.44	P_2O_5	141.95
CaC_2O_4	128.10	Na_2S	78.04	$PbCrO_4$	323.19
Ca	40.08	Na_2CO_3	106.0	Pb	207.2
$CaCO_3$	100.09	$Na_2B_4O_7 \cdot 10H_2O$	381.37	PbO_2	239.19
CaO	56.08	Na_2SO_4	142.04	SO_3	80.06
CuO	79.54	Na_2SO_3	126.04	SO_2	64.06
Cu	63.55	$Na_2C_2O_4$	134.0	SO_4^{2-}	96.06
$CuSO_4 \cdot 5H_2O$	249.68	Na_2SiF_6	188.06	S	32.06
CH_3COOH	60.05	$Na_2H_2Y \cdot 2H_2O$(EDTA 二钠盐)	372.26	SiO_2	60.08
$C_4H_6O_6$(酒石酸)	150.09	NaI	149.39	$SnCl_2$	189.60
Fe	55.85	$NaBr$	102.90	甲醛	30.03
$FeSO_4 \cdot 7H_2O$	278.02	Na_2O	61.98	$K_3[Fe(C_2O_4)] \cdot 3H_2O$	491.26
Fe_2O_3	159.69				

附录九　不同温度下水的饱和蒸气压

温度/℃	0	0.2	0.4	0.6	0.8
0	601.5	619.5	628.6	637.9	647.3
1	656.8	666.3	675.9	685.8	695.8
2	705.8	715.9	726.2	736.6	747.3
3	757.9	768.7	779.7	790.7	801.9
4	813.4	824.9	836.5	848.3	800.3
5	872.3	884.6	897	909.5	922.2

温度/℃	0	0.2	0.4	0.6	0.8
6	935	948.1	961.1	974.5	988.1
7	1 001.7	1 015.5	1 029.5	1 043.6	1 058.0
8	1 072.6	1 087.2	1 102.2	1 117.2	1 132.4
9	1 147.8	1 163.5	1 179.2	1 195.2	1 211.4
10	1 227.8	1 244.3	1 261.0	1 277.9	1 295.1
11	1 312.4	1 330.0	1 347.8	1 365.8	1 383.9
12	1 402.3	1 421.0	1 439.7	1 485.7	1 477.6
13	1 497.3	1 517.1	1 536.9	1 557.2	1 577.6
14	1 598.1	1 619.1	1 640.1	1 661.5	1 683.1
15	1 704.9	1 726.9	1 749.3	1 771.9	1 794.7
16	1 817.7	1 841.1	1 864.8	1 888.6	1 912.8
17	1 937.2	1 961.8	1 986.9	2 012.1	2 037.7
18	2 063.4	2 089.6	2 116.0	2 142.6	2 169.4
19	2 196.8	2 224.5	2 252.3	2 380.5	2 309.0
20	2 337.8	2 366.9	2 396.3	2 426.1	2 456.1
21	2 486.5	2 517.1	2 550.5	2 579.7	2 611.4
22	2 643.4	2 675.8	2 708.6	2 741.8	2 775.1
23	2 808.8	2 843.8	2 877.5	2 913.6	2 947.8
24	2 983.4	3 019.5	3 056.0	3 092.8	3 129.9
25	3 167.2	3 204.9	3 243.2	3 282.0	3 321.3
26	3 360.9	3 400.9	3 441.3	3 482.0	3 523.2
27	3 564.9	3 607.0	3 646.0	3 692.5	3 735.8
28	3 779.6	3 823.7	3 868.3	3 913.5	3 959.3
29	4 005.4	4 051.9	4 099.0	4 146.6	4 194.5
30	4 242.9	4 286.1	4 314.1	4 390.3	4 441.2
31	4 492.3	4 543.9	4 595.8	4 648.2	4 701.0
32	4 754.7	4 808.9	4 863.2	4 918.4	4 974.0
33	5 030.1	5 086.9	5 144.1	5 202.0	5 260.5
34	5 319.2	5 378.8	5 439.0	5 499.7	5 560.9
35	5 622.9	5 685.4	5 748.5	5 812.2	5 876.6
36	5 941.2	6 006.7	6 072.7	6 139.5	6 207.0
37	6 275.1	6 343.7	6 413.1	6 483.1	6 553.7
38	6 625.1	6 696.9	6 769.3	6 842.5	6 916.6
39	6 991.7	7 067.3	7 143.4	7 220.2	7 297.7
40	7 375.9	7 454.1	7 534.0	7 614.0	7 695.4
41	7 778.0	7 860.7	7 943.3	8 028.7	8 114.0

温度/℃	0	0.2	0.4	0.6	0.8
42	8 199.3	8 284.7	8 372.6	8 460.6	8 548.6
43	8 639.3	8 729.9	8 820.6	8 913.9	9 007.3
44	9 100.6	9 195.2	9 291.2	9 387.2	9 484.6
45	9 583.2	9 681.9	9 780.5	9 781.9	9 983.2

注：压力单位为 Pa。

附录十　常用无机试剂的配制

试　　剂	配　制　方　法
镁试剂	称取 0.01g 镁试剂溶解于 1000mL 2mol·L^{-1}NaOH 溶液中，摇匀
铬酸洗液	将 20g 重铬酸钾（化学纯）置于 500mL 烧杯中，加水 40mL，加热溶解。冷却后在搅动下缓缓加入 320mL 粗浓硫酸，保存在磨口细口瓶中
丁二酮肟溶液	称取 1g 丁二酮肟溶于 100mL 95％乙醇中
高锰酸钾溶液	称取稍多于理论量的高锰酸钾溶于水，加热煮沸 1h。放置 2～3d 后，滤除沉淀，并保存于棕色瓶中放置暗处。使用前用草酸钠基准物质标定
铬黑 T 指示剂	称取 0.5g 铬黑 T，将其溶解于 10mL NH$_3$·H$_2$O-NH$_4$Cl 缓冲溶液中，用 95％乙醇稀释至 100mL。注意现用现配，不易久放
铁标准溶液	准确称取 0.8463g 分析纯 NH$_4$Fe(SO$_4$)$_2$·12H$_2$O，将其溶解于 20mL 6mol·L^{-1}HCl 溶液和少量纯水中，转移至 1000mL 容量瓶中定容，其浓度为 0.1mg·mL^{-1}
0.15％邻二氮菲溶液	称取 0.75g 邻二氮菲，将其溶于 500mL 水中，并在每 100mL 水中加 2 滴浓盐酸。注意应使用新鲜配制的该溶液
10％的盐酸羟胺溶液	称取 50g 盐酸羟胺，将其溶于 500mL 纯水中。用时现配
PbCl$_2$ 饱和溶液	将过量的分析纯 PbCl$_2$ 溶于煮沸除去 CO$_2$ 的水中，充分搅拌并放置，以使溶解达到平衡，然后用定量滤纸过滤（所用滤纸必须是干燥的）
0.0500mol·L^{-1}碘标准溶液	称取 22.0g 分析纯 KI 放入研钵中，加入 5mL 蒸馏水使其溶解。加入 13g 纯碘，小心研磨至碘完全溶解，然后倒入洁净的 1000mL 棕色玻塞试剂瓶中，用少量蒸馏水冲洗研钵，并入瓶中。加蒸馏水稀释至 1000mL 摇匀，然后用 Na$_2$S$_2$O$_3$ 标准溶液标定
0.01000mol·L^{-1} Fe^{3+} 溶液	用分析天平称取 4.8384g 分析纯 NH$_4$Fe(SO$_4$)$_2$·12H$_2$O，加入 100mL 2mol·L^{-1}HNO$_3$ 溶液，搅拌使其溶解，然后转移到 1000mL 容量瓶中，待用
0.01000mol·L^{-1}磺基水杨酸溶液	用分析天平称取 2.5400g 磺基水杨酸（C$_7$H$_6$O$_6$S·2H$_2$O，M_r=254.22），溶于 1 L 0.01mol·L^{-1} HClO$_4$ 溶液中，混匀
0.25mol·L^{-1}磺基水杨酸溶液	称取 5.4g 磺基水杨酸溶于 50mL 蒸馏水中，加入 5～6mL 10mol·L^{-1}氨水，并用水稀释至 100mL
pH＝4.7 的缓冲溶液	将 100mL 6.0mol·L^{-1}HCl 溶液与 380mL 50g·L^{-1}NaAc 溶液混合，或 2mol·L^{-1}HAc 与同浓度 NaAc 溶液等体积混合

附录十一　常用有机试剂的配制

2,4-二硝基苯肼溶液

Ⅰ. 在 15mL 浓硫酸中，溶解 3g 2,4-二硝基苯肼。另在 70mL 95％乙醇里加 20mL 水，然后把硫酸苯肼倒入稀乙醇溶液中，搅动混合均匀即成橙红色溶液（若有沉淀应过滤）。

Ⅱ. 将 1.2g 2,4-二硝基苯肼溶于 50mL 30％高氯酸中，配好后储于棕色瓶中（不易变质）。适于检验水中醛且较稳定，长期贮存不易变质。

卢卡斯（Lucas）试剂

将 34g 无水氯化锌在蒸发皿中强热熔融，稍冷后放在干燥器中冷至室温。取出捣碎，溶于 23mL 浓盐酸中（相对密度 1.187）。配制时需加以搅动，并把容器放在冰水浴中冷却，以防氯化氢逸出。此试剂一般是临用时配制。

托伦（Tollens）试剂

Ⅰ. 取 0.5mL 10％硝酸银溶液于试管中，滴加氨水，开始出现黑色沉淀，再继续滴加氨水，边滴边摇动试管，滴到沉淀刚好溶解为止，得澄清的硝酸银氨水溶液，即托伦试剂。碱性较弱，有利于鉴别糖类。

Ⅱ. 取一支干净试管，加入 1mL 5％硝酸银，滴加 5％氢氧化钠 2 滴，产生沉淀，然后滴加 5％氨水，边摇边滴加，直到沉淀消失为止，此为托伦试剂。

希夫（Schiff）试剂

在 100mL 热水中溶解 0.2g 品红盐酸盐，放置冷却后，加入 2g 亚硫酸氢钠和 2mL 浓盐酸，再用蒸馏水稀释至 200mL。

或先配制 10mL 二氧化硫的饱和水溶液，冷却后加入 0.2g 品红盐酸盐，溶解后放置数小时，使溶液变成无色或淡黄色，用蒸馏水稀释至 200mL。

此外，也可将 0.5g 品红盐酸盐溶于 100mL 热水中，冷却后用二氧化硫气体饱和至粉红色消失，加入 0.5g 活性炭，振荡过滤，再用蒸馏水稀释至 500mL。

本试剂所用的品红是假洋红（Para-Rosaniline），此物与洋红（Rosaniline）不同。希夫试剂应密封贮存在暗冷处，防止二氧化硫流失。若又显桃红色，则应再通入二氧化硫，使颜色消失后使用。但应注意，试剂中过量的二氧化硫愈少，反应愈灵敏。

0.1% 茚三酮溶液

将 0.1g 茚三酮溶于 124.9mL 95％乙醇中，用时新配。

饱和亚硫酸氢钠

先配制 40％亚硫酸氢钠水溶液，然后在每 100mL 的 40％亚硫酸氢钠水溶液中，加不含醛的无水乙醇 25mL，溶液呈透明清亮状。

饱和溴水

溶解 15g 溴化钾于 100mL 水中，加入 10g 溴，振荡即成。

莫里许（Molish）试剂

将 α-萘酚 2g 溶于 20mL 95％乙醇中，用 95％乙醇稀释至 100mL，贮于棕色瓶中。

苏丹

取 0.2g 苏丹Ⅳ，放入无水乙醇中，加热，充分溶解，成为饱和乙醇溶液，过滤，密闭保存。

苏丹Ⅲ

0.1g 苏丹Ⅲ粉末加入 95％乙醇 100mL，待全部溶解后便可使用，用于鉴定脂肪。

班乃迪（Benedict）试剂

把 4.3g 研细的硫酸铜溶于 25mL 热水中，待冷却后用水稀释至 40mL。另把 43g 柠檬酸钠及 25g 无水碳酸钠（若用有结晶水的碳酸钠，则取量应按比例计算）溶于 150mL 水中，加热溶解，待溶液冷却后，再加入上面所配的硫酸铜溶液，加水稀释至 250mL，将试剂贮于试剂瓶中，瓶口用橡皮塞塞紧。

盐酸苯肼-醋酸钠溶液

将 5g 盐酸苯肼溶于 100mL 水中，必要时可加微热助溶。如果溶液呈深色，加活性炭共热，过滤后加 9g 醋酸钠晶体或用相同量的无水醋酸钠，搅拌使之溶解，贮于棕色瓶中。

淀粉碘化钾试纸

取 3g 可溶性淀粉，加入 25mL 水，搅匀，倾入 225mL 沸水中，再加入 1g 碘化钾及 1g 结晶硫酸钠，用水稀释到 500mL，将滤纸片（条）浸渍，取出晾干，密封备用。

蛋白质溶液

取新鲜鸡蛋清 50mL，加蒸馏水至 100mL，搅拌溶解。如果浑浊，加入 5％氢氧化钠至刚清亮为止。

10% 淀粉溶液

将 1g 可溶性淀粉溶于 5mL 冷蒸馏水中，用力搅成稀浆状，然后倒入 94mL 沸水中，即得近于透明的胶体溶液，放冷使用。

β-萘酚碱溶液

取 4g β-萘酚，溶于 40mL 5％氢氧化钠溶液中。

斐林（Fehling）试剂

斐林试剂由斐林试剂 A 和斐林试剂 B 组成，使用时将两者等体积混合。

将 3.5g 含有五个结晶水的硫酸铜溶于 100mL 水中，即得淡蓝色的斐林 A 试剂。

将 17g 酒石酸钾钠溶于 20mL 热水中，然后加入含有 5g 氢氧化钠的水溶液 20mL，稀释至 100mL，即得无色清亮的斐林 B 试剂。

碘溶液

Ⅰ. 将 20g 碘化钾溶于 100mL 蒸馏水中，加入 10g 研细的碘粉，搅动使其全溶。

Ⅱ. 将 1g 碘化钾溶于 100mL 蒸馏水中，加入 0.5g 碘，加热溶解即得红色清亮溶液。

铬酸洗液

研细的重铬酸钾 20g，放入 500mL 烧杯中，加水 40mL，加热溶解，待溶解后，冷却，再慢慢加入 350mL 浓硫酸，边加边搅拌，即成铬酸洗液。用于洗涤一般污渍。

无水乙醇

若要求 98%～99%的乙醇，可采用下列方法。

（1）将苯加入乙醇中，进行分馏，在 64.9℃时蒸出苯、水、乙醇的三元恒沸混合物，多余的苯在 68.3℃与乙醇形成二元恒沸混合物被蒸出，最后蒸出乙醇。工业上多采用此法。

（2）于 100mL95%乙醇中加入新鲜的块状生石灰 20g，回流 3～5h，然后进行蒸馏。

若要 99%以上的乙醇，可采用下列方法：

（1）在 100mL 99%乙醇中，加入 7g 金属钠，待反应完毕，再加入 27.5g 邻苯二甲酸二乙酯或 25g 草酸二乙酯，回流 2～3h，然后进行蒸馏。单独使用金属钠不能完全除去乙醇中的水，需加入过量的高沸点酯，如邻苯二甲酸二乙酯消耗氢氧化钠。

（2）在 60mL 99%乙醇中，加入 5g 镁和 0.5g 碘，待镁溶解生成醇镁后，再加入 900mL 99%乙醇，回流 5h 后，蒸馏，可得到 99.9%乙醇。

碱性乙醇溶液

将 60g 氢氧化钠溶于 60mL 水中，再加入 500mL 95%的乙醇。用于除去油脂、焦油和树脂等污物。

双缩脲试剂

分别配制 10%氢氧化钠溶液和 1%硫酸铜溶液，待用。用于检测蛋白质时，可在 3mL 待测液中加入 1mL10%氢氧化钠溶液和 1 滴 1%硫酸铜溶液。

二苯胺试剂

A 液：1.5g 二苯胺溶于 100mL 冰醋酸中，再加 1.5mL 浓硫酸，用棕色瓶保存。
B 液：体积分数为 0.2%的乙醛溶液。

实验前，将 0.1mL 的 B 液加入 10mL 的 A 液中，现配现用。用于鉴定 DNA。

密封剂

（1）石蜡　取石蜡（熔点 52℃）1 份＋松香 1 份＋甘油数滴，熔化后趁热使用。

（2）赛璐珞　取赛璐珞，如碎、废乒乓球剪碎后，浸入在乙醚、丙酮或氯仿等有机溶剂中，加盖后静置 2～3d，等熔化成糊状时，涂在瓶口和瓶塞外面，形成不透气的薄膜。

无水吡啶

将吡啶与粒状氢氧化钾（钠）一同回流，然后隔绝潮气蒸出备用。干燥的吡啶吸水性很强，保存时应将容器口用石蜡封好。

无水四氢呋喃

可用氢化铝锂在隔绝潮气下回流（通常 1000mL 约需 2～4g 氢化铝锂），除去其中的水和过氧化物，然后蒸馏，收集 66℃的馏分（蒸馏时不要蒸干，剩余少量残液即倒出）。精制后的液体加入钠丝并应在氮气氛中保存。处理四氢呋喃时，应先用少量进行试验，在确定其中只有少量水和过氧化物，作用不致过于激烈时，方可进行纯化。四氢呋喃中的过氧化物可用酸化的碘化钾溶液来检验。如过氧化物较多，应另行处理为宜。

附录十二 常用有机化合物的物理常数

名称	分子量	相对密度 d_4^{20}	熔点 m. p. /℃	沸点 b. p. /℃	折射率 n_D^{20}
乙醛	44.05	0.7834_4^{18}	−121	20.8	1.3316
甲醛	30.5	0.815	−92	−21	
醋酸	60.05	1.0492	16.6	117.9	1.3716
醋酸酐	102.09	1.082	−73.1	140.0	1.39006
醋酸铵	77.08	1.17	114		
丙酮	58.08	0.7899	−95.35	56.2	1.3588
苯胺	93.13	1.02173	−6.3	184.13	1.5863
苯	78.12	0.87865	5.5	80.1	1.5011
氯仿	119.38	1.4832	−63.5	61.7	1.4459
溴乙烷	108.97	1.4604	−118.6	38.4	1.4239
乙醚	74.12	0.71378	−116.2	34.51	1.3526
乙二醇	62.07	1.1088	−11.5	198	1.4318
乙醇	46.07	0.7893	−117.3	78.5	1.3611
甲醇	32.04	0.7914	−93.9	65	1.3288
异丙醇	60.11	0.7855	−89.5	82.4	1.3776
正丁醇	74.12	0.8098	−89.5	117.2	1.3993
碘仿	393.73	4.008	123	218	
苯酚	94.11	1.0576	43	181.75	1.5509^{21}
氨	17.03		−77.75	−33.42	1.325
氯磺酸	116.52	1.787	−80	158	1.437^{14}
四氢呋喃	72.12	0.8892		67	1.4050
吡啶	79.10	0.9819	−42	115.5	1.5095
乙酸乙酯	88.12	0.9003	−83.6	77.06	1.3723
乙酸丁酯	116.16	0.8825	−77.9	126.5	1.3941
甲苯	92.15	0.8669	−95	110.6	1.4961
苯	78.12	0.8765	5.5	80.1	1.5011
邻二甲苯	106.17	0.8802	−25.2	144.4	1.5055
间二甲苯	106.17	0.8642	−47.9	139.1	1.4972^{10}
对二甲苯	106.17	0.8611	13.3	138.3	1.4958
硝基苯	123.11	1.2037	5.7	210.8	1.5562

注：数据摘自 "Robert C Weast. CRC Handbook of Chemistry and Physics. 66th ed. 1985—1986" 等。

附录十三　常用有机试剂的纯化

石油醚

石油醚为轻质石油产品，是低分子量烷烃类的混合物。其沸程为 30～150℃，收集的温度区间一般为 30℃左右。有 30～60℃、60～90℃、90～120℃等沸程规格的石油醚。其中含有少量不饱和烃，沸点与烷烃相近，用蒸馏法无法分离。石油醚的精制通常将石油醚用其体积的浓硫酸洗涤 2～3 次，再用 10％硫酸加入高锰酸钾配成的饱和溶液洗涤，直至水层中的紫色不再消失为止。然后再用水洗，经无水氯化钙干燥后蒸馏。若需绝对干燥的石油醚，可加入钠丝（与纯化无水乙醚相同）。

苯

普通苯常含有少量水和噻吩，噻吩的沸点为 84℃，与苯接近，不能用蒸馏的方法除去。噻吩的检验：取 1mL 苯加入 2mL 溶有 2 mg 吲哚醌的浓硫酸，振荡片刻，若酸层呈蓝绿色，即表示有噻吩存在。

噻吩和水的除去：将苯装入分液漏斗中，加入相当于苯体积 1/7 的浓硫酸，振摇使噻吩磺化，弃去酸液，再加入新的浓硫酸，重复操作几次，直到酸层呈现无色或淡黄色并检验无噻吩为止。

将上述无噻吩的苯依次用 10％碳酸钠溶液和水洗至中性，再用氯化钙干燥，进行蒸馏，收集 80℃的馏分，最后用金属钠脱去微量的水。

二氯甲烷

沸点 40℃，折射率 1.4242，相对密度 1.3266。

用二氯甲烷比氯仿安全，因此常常用它来代替氯仿作为比水重的萃取剂。普通的二氯甲烷一般都能直接做萃取剂用。如需纯化，可用 5％碳酸钠溶液洗涤，再用水洗涤，然后用无水氯化钙干燥，蒸馏收集 40～41℃的馏分，保存于棕色瓶中。

二氧六环

沸点 101.5℃，熔点 12℃，折射率 1.4424，相对密度 1.0336。

二氧六环能与水任意混合，常含有少量二乙醇缩醛和水，久贮的二氧六环可能含有过氧化物（鉴定和除去参阅乙醚）。二氧六环的纯化方法，在 500mL 二氧六环中加入 8mL 浓盐酸和 50mL 水的溶液，回流 6～10h，在回流过程中，慢慢通入氮气，以除去生成的乙醛。冷却后，加入固体氢氧化钾，直到不能再溶解为止，分去水层，再用固体氢氧化钾干燥 24h。然后过滤，在金属钠存在下加热回流 8～12h，最后在金属钠存在下蒸馏，压入钠丝密封保存。精制过的二氧六环应当避免与空气接触。

甲醇

普通未精制的甲醇含有 0.02％丙酮和 0.1％水。而工业甲醇中这些杂质的含量达 0.5％～1％。为了制得纯度达 99.9％以上的甲醇，可将甲醇用分馏柱分馏。收集 64℃的馏分，再用镁去水（与制备无水乙醇相同）。甲醇有毒，处理时应防止吸入其蒸气。

氯仿（三氯甲烷）

氯仿在日光下易氧化成氯气、氯化氢和光气（剧毒），故氯仿应贮于棕色瓶中。市场上供应的氯仿多用 1％乙醇做稳定剂，以消除产生的光气。氯仿中乙醇的检验可用碘仿反应；游离氯化氢的检验可用硝酸银的醇溶液。

除去乙醇可将氯仿用其 1/2 体积的水振摇数次，分离下层的氯仿，用氯化钙干燥 24h，然后蒸馏。另一种纯化方法：将氯仿与少量浓硫酸一起振荡 2～3 次。每 200mL 氯仿用 10mL 浓硫酸，分去酸层以后的氯仿用水洗涤，干燥，然后蒸馏。

除去乙醇后的无水氯仿应保存在棕色瓶中并避光存放，以免光化作用产生光气。

乙醚

普通乙醚常含有 2％乙醇和 0.5％水。久藏的乙醚常含有少量过氧化物。

过氧化物的检验和除去：在干净的试管中放入 2～3 滴浓硫酸，1mL 2％碘化钾溶液（若碘化钾溶液已被空气氧化，可用稀亚硫酸钠溶液滴到黄色消失）和 1～2 滴淀粉溶液，混合均匀后加入乙醚，出现蓝色即表示有过氧化物存在。除去过氧化物可用新配制的硫酸亚铁稀溶液。将 100mL 乙醚和 10mL 新配制的硫酸亚铁溶液放在分液漏斗中洗数次，至无过氧化物为止。

醇和水的检验和除去：乙醚中放入少许高锰酸钾粉末和一粒氢氧化钠。放置后，氢氧化钠表面附有棕色树脂，即证明有醇存在。水的存在用无水硫酸铜检验。先用无水氯化钙除去大部分水，再经金属钠干燥。其方法是：将 100mL 乙醚放在干燥锥形瓶中，加入 20～25g 无水氯化钙，瓶口用软木塞塞紧，放置一天以上，并间断摇动，然后蒸馏，收集 33～37℃的馏分。用压钠机将 1g 金属钠直接压成钠丝放入盛乙醚的瓶中，用带有氯化钙干燥管的软木塞塞住。或在木塞中插一末端拉成毛细管的玻璃管，这样，既可防止潮气浸入，又可使产生的气体逸出。放置至无气泡发生即可使用。放置后，若钠丝表面已变黄变粗，需再蒸一次，然后再压入钠丝。

丙酮

普通丙酮常含有少量的水及甲醇、乙醛等还原性杂质。其纯化方法如下：

（1）于 250mL 丙酮中加入 2.5g 高锰酸钾回流，若高锰酸钾紫色很快消失，再加入少量高锰酸钾继续回流，至紫色不褪为止。然后将丙酮蒸出，用无水碳酸钾或无水硫酸钙干燥，过滤后蒸馏，收集 55～56.5℃的馏分。用此法纯化丙酮时，需注意丙酮中含还原性物质不能太多，否则会过多消耗高锰酸钾和丙酮，使处理时间增长。

（2）将 100mL 丙酮装入分液漏斗中，先加入 4mL 10％硝酸银溶液，再加入 3.6mL 1mol·L^{-1}氢氧化钠溶液，振摇 10min，分出丙酮层，再加入无水硫酸钾或无水硫酸钙进行干燥。最后蒸馏收集 55～56.5℃馏分。此法比方法（1）要快，但硝酸银较贵，只宜做小量纯化用。

乙酸乙酯

乙酸乙酯一般含量为 95％～98％，含有少量水、乙醇和乙酸。可用下法纯化：于 1000mL 乙酸乙酯中加入 100mL 乙酸酐、10 滴浓硫酸，加热回流 4h，除去乙醇和水等杂质，然后进行蒸馏。蒸馏液用 20～30g 无水碳酸钾振荡，再蒸馏。产物沸点为 77℃，纯度可达 99％以上。

DMSO

沸点 189℃，熔点 18.5℃，折射率 1.4783，相对密度 1.100。

二甲亚砜能与水混合，可用分子筛长期放置，加以干燥。然后减压蒸馏，收集 76℃/1600Pa（12mmHg）馏分。蒸馏时，温度不可高于 90℃，否则会发生歧化反应生成二甲砜和二甲硫醚。也可用氧化钙、氢化钙、氧化钡或无水硫酸钡来干燥，然后减压蒸馏。也可用部分结晶的方法纯化。二甲亚砜与某些物质混合时可能发生爆炸，例如氢化钠、高碘酸或高氯酸镁等，应予以注意。

DMF

N,*N*-二甲基甲酰胺沸点 149～156℃，折射率 1.4305，相对密度 0.9487。无色液体，与多数有机溶剂和水可任意混合，对有机和无机化合物的溶解性能较好。

N,*N*-二甲基甲酰胺含有少量水分。常压蒸馏时有些分解，产生二甲胺和一氧化碳。在有酸或碱存在时，分解加快。所以加入固体氢氧化钾（钠）在室温放置数小时后，即有部分分解。因此，最常用硫酸钙、硫酸镁、氧化钡、硅胶或分子筛干燥，然后减压蒸馏，收集 76℃/4800Pa（36 mmHg）的馏分。其中如含水较多时，可加入其 1/10 体积的苯，在常压及 80℃ 以下蒸去水和苯，然后再用无水硫酸镁或氧化钡干燥，最后进行减压蒸馏。纯化后的 *N*,*N*-二甲基甲酰胺要避光贮存。*N*,*N*-二甲基甲酰胺中如有游离胺存在，可用 2,4-二硝基氟苯产生颜色来检查。

二硫化碳

沸点 46.25℃，折射率 1.6319，相对密度 1.2632。

二硫化碳为有毒化合物，能使血液神经组织中毒。具有高度的挥发性和易燃性，因此，使用时应避免与其蒸气接触。对二硫化碳纯度要求不高的实验，在二硫化碳中加入少量无水氯化钙干燥几小时，在水浴 55～65℃ 下加热蒸馏、收集。如需要制备较纯的二硫化碳，在试剂级的二硫化碳中加入 0.5% 高锰酸钾水溶液洗涤三次。除去硫化氢再用汞不断振荡以除去硫。最后用 2.5% 硫酸汞溶液洗涤，除去所有的硫化氢（洗至没有恶臭为止），再经氯化钙干燥，蒸馏收集。

参考文献

[1] 高欢.医用化学基础实验指导.上海：上海第二军医大学出版社，2007.
[2] 唐中坤，陈清元.医用化学实验.2版.北京：科学出版社.2010.
[3] 马丽英，付彩霞.医用化学实验.北京：科学出版社.2016.
[4] 李玲，黄莺.医用化学实验.北京：化学工业出版社.2014.
[5] 余瑜，母昭德.医用化学实验.3版.北京：科学出版社.2023.
[6] 高欢，刘军坛.医用化学实验.北京：化学工业出版社.2011.
[7] 李发胜，徐乃进.医用化学实验.北京：人民卫生出版社.2006.
[8] 游文玮，谢扬.医用化学实验.北京：科学出版社.2004.
[9] 李华侃，于秋泓.医用化学实验.北京：科学出版社.2011.
[10] 董丽.医用化学实验.郑州：郑州大学出版社.2014.
[11] 蔡东，刘佳川.医用化学实验.3版.北京：科学出版社.2022.
[12] 郭忠，刘勇，黄涛.医用化学实验教程.北京：科学出版社.2015.
[13] 何丽针.医用化学实验教程.北京：科学出版社.2014.
[14] 张学东，丁秋玲.医用化学实验教程.武汉：华中科技大学出版.2010.

参 考 文 献

[1] 林平勇，高嵩. 电工与电子技术. 北京：高等教育出版社，2000.

[2] 李士雄，皇甫正贤，郑虎申. 数字集成电路基础. 北京：高等教育出版社，1986.

[3] 陶希平. 模拟电子技术基础. 北京：化学工业出版社，2001.

[4] 卢菊洪，宁海英. 电工电子技术基础. 北京：北京大学出版社，2007.

[5] 汤光华，宋涛. 电子技术. 北京：化学工业出版社，2005.

[6] 于占河，李世伟. 电工电子技术实训教程. 北京：化学工业出版社，2005.

[7] 黄忠琴. 电工电子实验实训教程. 苏州：苏州大学出版社，2005.

[8] 卢菊洪，宇海英. 电工电子技术基础. 北京：北京大学出版社，2007.

[9] 王剑平，李殊骁. 电工测量. 北京：中国水利水电出版社，2004.

[10] 贺洪斌，程桂芬等. 电工测量基础与电工实验指导. 北京：化学工业出版社，2004.

[11] 刘蕴陶. 电工电子技术. 北京：高等教育出版社，2009.

[12] 袁小庆. 电工电子技术学校指导 [M]. 西安：西北工业大学出版社，2013.

[13] 袁洪岭，印成清，张源淳. 电工电子技术基础 [M]. 武汉：华中科技大学出版社，2013.

[14] 李德龙. 电工技术基础 [M]. 北京：石油工业出版社，2012.

[15] 李昌春. 电路及电工技术基础 [M]. 重庆：重庆大学出版社，2012.